保健指導・栄養指導に役立つ

キーワードと理論で磨く伝える力

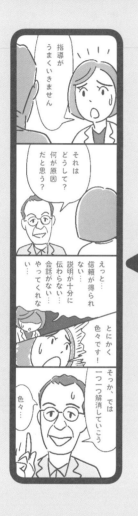

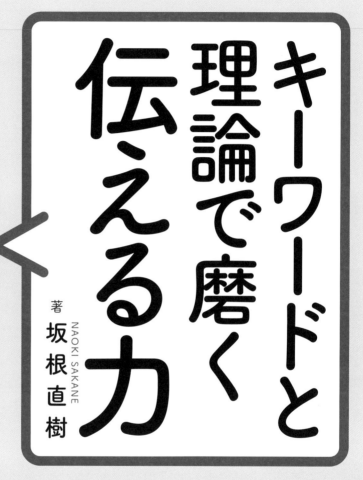

著
坂根直樹
NAOKI SAKANE

中央法規

はじめに

　私が講師をつとめる保健指導や栄養指導の研修会のなかで、指導を車の運転にたとえることがあります。免許を持っていても車を安全に運転するためには、車に関する知識だけでは足りず、運転する技術や運転する態度（熱意）が必要です。この３つがそろってはじめて、車を安全に運転することができます。保健師や管理栄養士のなかには、対象者の状態を何とかよくしたいという熱意は十分にあるにもかかわらず、指導が空回りをしてうまくいかないという人がいます。私はその理由として、生活習慣病についての知識を一方的に対象者に教えていることや相手に伝わるコミュニケーションがとれていないことなどがあると考えています。

　また、「指導を上達させたいけれど、何から手をつけたらいいのかわからない」と相談されることもよくあります。それでは、どうすれば指導が上手になるのでしょうか？

　そこで、皆さんの疑問に少しでも答え、指導力を向上してもらうために本書を企画しました。

　本書は、保健指導や栄養指導、運動指導の展開のなかで、保健医療従事者が困っている課題に焦点を当て、その指導に役立つ理論をキーワードとともに取り上げて、実践例を交えて解説しています。そのなかには、皆さんも名前だけは知っているけれども、その中身や使い方を知らない理論やキーワードがあるかもしれません。本書では、基本的な理論の解説と具体的な使い方の例を対話形式で示して実践に落とし込み、理解できるように編集していますので、ぜひ、自分がつまずいているところや課題だと感じている部分で活用してみてください。

　第１章では保健指導の課題解決に役立つ理論を、第２章では保健指導、第３章では栄養指導、第４章では運動指導、さらに第５章では糖尿病予防と重症化予防にと、それぞれに役立つキーワードと理論を取り上げて解説しています。理論からエビデンスを学ぶことで自信をもって指導が行えるようになっていきます。その根拠と自信をもつことが、相手に伝える技術を磨く土台となります。

　なお、本書で自分に必要な理論や技法を見つけたら、さらに詳しく解説している成書を読んでみることをおすすめします。

　本書を読んで皆さんの保健指導や栄養指導のスキルが上達することを心から願っています。

2023 年 6 月

坂根 直樹

保健指導の流れ

　はじめに、保健指導の大まかな流れを確認していきましょう。

　まずは、対象者との間に信頼関係を構築することに尽力します。この信頼関係が築かれなければ、どんなによいアドバイスをしても対象者は耳を傾けてはくれません。

　次に、健診結果の説明と受け止め方の確認を行います。異常値を示した健診項目を中心に説明を進め、対象者が特に気になる項目については、詳しく説明します。

　つづいて、健康行動への動機づけを行います。動機づけを上手にするためには、保健指導を通じて実現したいことを明確にすることが大切です。対象者の言葉や態度から減量への動機づけができているなと感じたら、到達目標を決め、それを達成するための具体的な行動目標を設定します。そして、それを達成する工夫について話し合います。こうした一連の流れを初回面接で行います。

　その後の継続支援では、体重や歩数などのモニタリング結果を解析し、できている場合には大いにほめ、うまくいっていない場合にはそれらを克服する方法を対象者と一緒に考えます。初回面接から３〜６か月後に実績を評価し、来年度の健診に向けてのリバウンド予防についてアドバイスします（図）。

　ここまでが保健指導の大まかな流れになります。

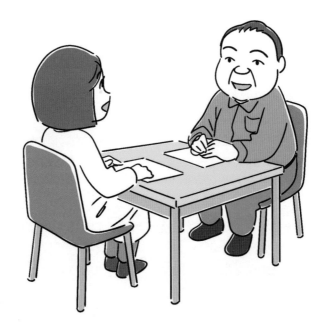

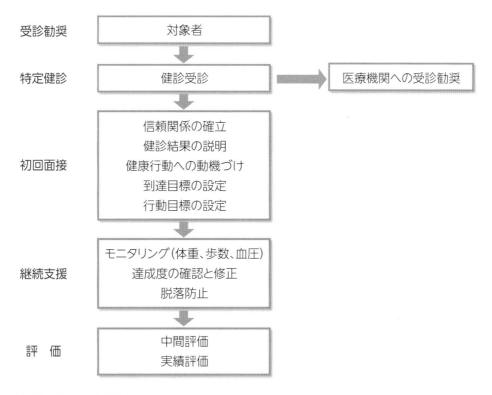

■図　保健指導の流れ

　第1章では、図中の「初回面接」と「継続支援」における課題を整理し、活用できる理論を解説しています。たとえば、初回面接では、信頼関係の構築の仕方や、健診結果の説明の仕方、目標設定の仕方について、継続支援では、動機づけて、行動変容を続けてもらうための手法などについて紹介しています。

　第2章以降は、各論的に、さまざまな指導場面で役立つ理論をまとめています。目次から、必要な内容を探して読んでいただいてもよいですし、1冊通して読んでいただいても参考にしていただけると思います。

Contents　保健指導・栄養指導に役立つ　キーワードと理論で磨く伝える力

第2章　保健指導に役立つキーワードと理論

第**3**章　栄養指導に役立つキーワードと理論

第**4**章　運動指導に役立つキーワードと理論

第 5 章　糖尿病予防と重症化予防

〈凡例〉

　本書の本文中、会話例などにおいて次の用語に
つき、それぞれ略称を用いています。

　　　坂根直樹（著者）　　　　➡　　　坂
　　　保健師等の指導者　　　　➡　　　保
　　　保健指導等の対象者　　　➡　　　対
　　　医療従事者　　　　　　　➡　　　医

第 **1** 章

課題解決の
キーワードと理論

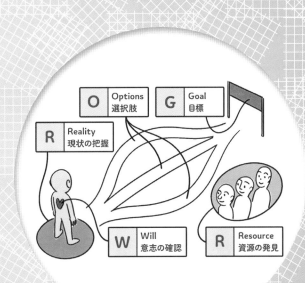

保健指導の課題

　保健指導や栄養指導がうまくいかない理由は、さまざま。課題がはっきりしている場合は、3ページの表1-1から、当てはまる課題に使える理論を学んでみてください。下記の4コマ漫画のように、課題がたくさんあったり、何が原因か絞れない人は、本書を最初から通して読んでみていただければと思います。

指導がうまくいきません !!

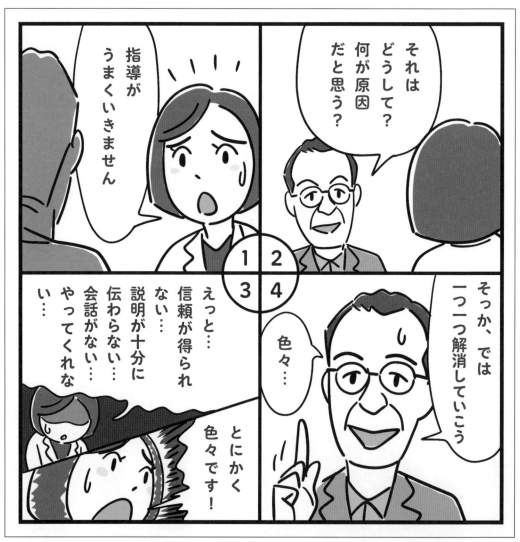

課題となるキーワードから考える

☞ **保健指導がうまくいかない理由**

　保健指導がうまくいかない理由を「保健指導の流れ」から考えていきます。

　たとえば、初回面接で「信頼が得られない」とつまずいている人は、「信頼関係」がキーワードになります。対象者に説明がうまくできないことでつまずいている人は、「結果説明」がキーワードになるでしょう。皆さんがそれぞれ指導上でつまずいている課題をキーワードに、活用できる理論を紹介、解説していきます。理論を学び、実践に取り入れ、試行錯誤していくことが上手な保健指導（成功する保健指導）への近道です。

■表 1-1　保健指導の流れと課題となるキーワード

		キーワード	課　題	使える理論	頁
初回面接	1	信頼関係	信頼が得られない	①ラポール	p.6
				②マイクロカウンセリング	p.9
	2	危機感	危機感がない	③健康信念モデル	p.12
	3	言い訳	言い訳が多い	④コントロール所在	p.18
				⑤時間軸	p.21
	4	結果説明	説明が十分に伝わらない	⑥ティーチング	p.24
				⑦ティーチバック	p.27
	5	行動目標	行動目標が立てられない	⑧変化ステージ	p.30
	6	目標設定	目標を立ててもやってくれない	⑨目標設定理論	p.36
継続支援	7	やる気	やる気が出ない	⑩数値化・点数化	p.42
	8	重要性	健康の大切さがわかっていない	⑪動機づけ面接	p.47
				⑫重要性を高める	p.49
	9	自信	自信がない	⑬自己効力感	p.54
	10	先延ばし	やってくれない	⑭コーチング	p.60
				⑮ GROW モデル	p.63
	11	受診勧奨	医療機関を受診してくれない	⑯ナッジ理論	p.66

1-1 初回面接

1-2 継続支援

2 保健指導

3 栄養指導

4 運動指導

5 糖尿病予防と重症化予防

Keyword
1

Keyword
2

Keyword
3

Keyword
4

Keyword
5

Keyword
6

Keyword
7

Keyword
8

Keyword
9

Keyword
10

Keyword
11

初回面接

Keyword 1　信頼関係

課題❶	信頼が得られない

保健医療従事者の悩み

　対象者の言動や態度をみていると、あまり私のことを保健医療従事者として信頼してくれていないような気がします。対象者からの信頼がないと、減量目標や行動目標の設定もうまくいきません。どうしたら対象者の信頼を得ることができるのでしょうか、教えてください。

〈効果的ではない指導〉
- 「えっと……、それについては……」（沈黙する、答えられない）
- 「かかりつけの先生に聞いてみてください」（回答から逃げる）

〈対象者の思い〉
- 病気について質問しても、あまりよく知らなさそう

相　談

㋺「先生、相談したいことがあって……」
㋢「どんなこと？」
㋺「対象者が、私のことを保健医療従事者としてあまり信頼してくれてないような気がして……」
㋢「それはどんなところから感じるの？」
㋺「対象者の言葉や態度から、何となくなんですけど……」
㋢「……それは困ったね」
㋺「そうなんです。それで……私のアドバイスをあまり参考にしてくれないみたいで……」
㋢「たしかに、対象者との間に信頼関係を構築することが保健指導のファーストステップだからね。信頼関係を構築するために、どんなことをしているの？」
㋺「相手を怒らせないように、笑顔で接しているんですけど……」
㋢「なるほど。第一印象は大事だからね。それでもなかなか、うまくいかないわけだね」
㋺「そうなんです。どうしたらいいんですかね？」
㋢「信頼関係を構築することを、ラポール（Rapport）っていうんだ」
㋺「"ラポール"ですか。どうしたら、そのラポールができるんですか？」
㋢「その前に信頼が得られない理由を考えてみよう」

信頼が得られない理由

解　説

　保健指導では第一印象が大切です。対象となる人は保健指導に呼ばれて、何か怒られるのではないかと勘違いしていたり、疑心暗鬼に陥っていたりする人が少なからずいます。なかには、保健指導に呼ばれたことに対して怒りを感じて面接に臨む人もいます。服装や言葉遣い、挨拶ももちろん大切ですが、信頼関係を構築するためには、何が大切なのでしょうか。「対象者の話を傾聴すること」と答える人もいるかもしれませんが、傾聴してずっと話を聞いてばかりいると、あっという間に保健指導の時間はすぎてしまい、行動目標がなかなか立てられない状況に陥ったりします。

　また、対象者の検査値を見て、どんなことに注意するべきかについて強調したり、食事や運動に気をつけなければ近い将来合併症が起こる、そうなれば家族が困るよなどと、合併症や家族を引き合いに出して、対象者を怖がらせたりして信頼関係を崩すような指導は、絶対にしてはいけません（表1-2）。

■表1-2　信頼関係を確立できない指導例

理由	具体例
合併症の話	●このままにしていると、いつか合併症が出ますよ！ ●放置しておくと視力が障害されますよ！ ●今は痛くもかゆくもないけど、いずれ足を切断することになりますよ！ ● 10 年後はどうなっているかわかりませんよ！
治療の話	●服薬やインスリン注射をしなければなりませんよ！ ●入院しなければなりませんよ！ ●薬がどんどん増えますよ
家族の話	●倒れたら誰が面倒みるの？ ●家族のことを考えてもう少しきちんとしないと……

Keyword 1
Keyword 2
Keyword 3
Keyword 4
Keyword 5
Keyword 6
Keyword 7
Keyword 8
Keyword 9
Keyword 10
Keyword 11

Keyword 1　信頼関係	
使える理論❶	ラポール

☞ **ラポールとは**

話し手と聞き手の間に築かれる信頼関係のことをラポール（Rapport）といいます。

相　談

坂「Aさんは、信頼関係を構築するために笑顔や服装、挨拶以外に、どんなことを心がけているの？」

保「そうですね……、対象者の話をよく聞くように心がけています」

坂「それはいいね。つまり傾聴だね。積極的に聞くことを積極的傾聴ともいうんだ」

保「はい。傾聴は普段から心がけているんですけど、対象者の話を聞いてばかりいると、行動目標までたどりつかなくなって……」

坂「そうすると、だんだん焦ってくるよね」

保「そうなんです。焦ってくると、話もちゃんと聞けなくなってきて……」

坂「そうだね。まずは、相手のペースに合わせて信頼関係を構築すること、これには聞く技術が必要だね」

保「私、聞く技術が足らないんですかね……」

坂「そんなことはないと思うよ。笑顔や傾聴を意識しているからね。ほかには、共感や受容をするために、どんなことをしているかな？」

保「そうですね……、視線を合わせてうなずいたりしています」

坂「それもいいね。対象者の呼吸や話のスピードに合わせてうなずいたり（マッチング）、仕草や姿勢などをさりげなくまねしたり（ミラーリング）するのもよい方法だよ」

保「聞く技術って、いろいろあるんですね」

坂「ほかにも積極的傾聴には、励ましや言い換えなど、いろいろな技術があるんだよ」

保「そうなんですね。では、話題を変えたいとき、話を切るにはどうしたらよいですか？」

坂「話を切るというより、話を展開させるには、相手をリードするために、尋ねる技術が必要なんだ」

保「なるほど。聞く技術とさらに尋ねる技術があるのですね」

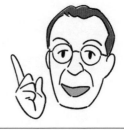

1-1 初回面接

1-2 継続支援

2 保健指導

3 栄養指導

4 運動指導

5 糖尿病予防と重症化予防

信頼関係の構築の第一歩は共感性

解　説

　対象者が、保健医療従事者のプロフェッショナリズムを感じているときには、すでに信頼関係が構築されています。しかし、初回面接で初めて会う保健医療従事者に対しては「どうせ食事を減らせ、とか、運動して体重を減らしなさい！　などと指導されるに違いない」と警戒している可能性があります。

　イソップ寓話の『北風と太陽』ではありませんが、医師の場合でも、一方的に脅かす指導ではなく、共感的な態度をとったほうが減量効果が高いことが報告されています。その理由として、共感的な態度をとることで、患者が減量計画を立てるのに役立つ情報を打ち明けてくれるからだとしています。

　保健指導も同じで、信頼関係が構築されると、対象者は安心して自分のことを話すことができ、貴重な情報を保健医療従事者に打ち明けてくれるようになります。

　そこで共感性を高めるのによく使われる技術として、質問する前に相手の言ったことを繰り返す「オウム返し（バックトラッキング）」や、仕草や姿勢などを鏡に映すようにまねる「ミラーリング」、呼吸のスピードや言葉のスピードに合わせてうなずくなど、何となく気が合いそうだと感じさせる「マッチング」があります。

　信頼関係が構築されたと感じたら、今度は相手をリードしてみましょう。

　それには、尋ねる技術が求められます。聞く技術と尋ねる技術の両方が求められますが、信頼関係に課題を感じている人は、聞く技術を意識してください。

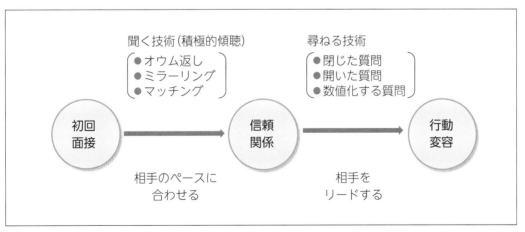

■図 1-1　信頼関係の構築から行動変容へ

Keyword
1
Keyword
2
Keyword
3
Keyword
4
Keyword
5
Keyword
6
Keyword
7
Keyword
8
Keyword
9
Keyword
10
Keyword
11

Keyword 1　信頼関係

ラポールを意識した保健指導

指導例

> 保 「こんにちは。メタボリックシンドローム（以下、「メタボ」という）対策を担当しております保健師の〇〇です」（笑顔で挨拶と簡単な自己紹介）
>
> 対 「あっ、こんにちは」（やや不満げな顔）
>
> 保 「……」（ミラーリング：相手の不満そうな顔をまねて）
>
> 対 「……」（不満そうな顔のまま）
>
> 保 「……」（次に、ピンときた表情に変えて）
>
> 保 「あっ、何か保健指導に呼び出されたって顔ですね。どうせ、食事を減らせ、運動しろ、体重を減らせって言われるに違いない、なんてね」
>
> 対 「いえ、そんなことはないんですけど……」（図星をさされた顔）
>
> 保 「そうですか。それはよかったです。保健指導というと、何かやられる、って誤解している人も多いので」
>
> 対 「えっ、そうじゃないんですか？　今までの保健指導では……」
>
> 保 「なるほど……そんなことがあったんですね」（オウム返しやマッチングを活用）
>
> 対 「そうなんですよ……」
>
> 保 「昔の保健指導と違って、今はそれぞれのライフスタイルに合わせて減量を支援するようになっています。そのために、いろいろなノウハウが蓄積されているんです」（話を展開）
>
> 対 「そうなんですか」
>
> 保 「そうなんです。今回用いるのは、最新の行動科学や性格タイプに合わせたダイエットプログラムです」
>
> 対 「何だか、面白そうですね」（興味津々）

保健指導のポイント

- 信頼関係を構築するために基本的な技法である「かかわり行動」や「積極的傾聴の連鎖」を用いる
- 信頼関係を構築した後に、行動変容に向けたアプローチを行う

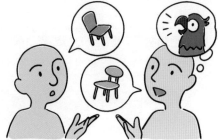

使える理論❷	マイクロカウンセリング

1-1 初回面接

1-2 継続支援

2 保健指導

3 栄養指導

4 運動指導

5 糖尿病予防と重症化予防

解　説

　研修会で、受講者から「先生はどこでコミュニケーション技法を学ばれたんですか？」と尋ねられることがあります。私の面接技法習得の原点は学生時代にあります。

　私は大学の学生時代に、楡木満生先生のセミナーのなかで「マイクロカウンセリング」に出会いました。この「マイクロカウンセリング」は、アイビイ（A.E. Ivey）が、カウンセリングで用いられている技法を整理分類したものです。

　ラポールには、「かかわり行動」と「積極的傾聴の連鎖」が必要とされています。さらに、質問するときには、自由に答える「開いた質問」と、イエスかノーで答える「閉じた質問」を適宜使い分けることが求められます。「閉じた質問」は答えやすい反面、話が展開しにくいという欠点があります。両方をうまく使い分けられるようになるとよいでしょう。

　ほかに、対象者の様子を観察して、非言語的コミュニケーション（ノンバーバルコミュニケーション）を使ったり、「励まし」「言い換え」「要約」などを行います。うなずいたり、相づちを入れて発言を促すのが「励まし」、対象者の用いた言葉を別の言葉に置き換えるのが「言い換え」になります。

　対象者の言葉や態度を手がかりに、対象者の気持ちをフィードバック（感情の反映）してみると、気づきにつながります。

　詳しく知りたい人は「マイクロカウンセリング」に関する成書を一読してみるとよいでしょう。

■表 1-3　信頼関係を構築する基本的な技法

ラポール形成	かかわり行動	●対象者に視線を合わせる ●身振りや姿勢など身体言語に配慮 ●声の大きさ、トーン、スピードに配慮 ●相手が話そうとする話題を安易に変えない（言語的追跡）
	積極的傾聴の連鎖	●対象者の様子を慎重に観察（クライエント観察技法） ●励まし、言い換え、要約 ●感情の反映
話を展開	尋ねる技術	●適宜、質問法（開いた質問、閉じた質問）を変える ●具体化するために数値化する質問を加える

Keyword 1
Keyword 2
Keyword 3
Keyword 4
Keyword 5
Keyword 6
Keyword 7
Keyword 8
Keyword 9
Keyword 10
Keyword 11

Keyword 2　危機感
課題❷　**危機感がない**

保健医療従事者の悩み

　肥満気味の対象者で、検査値が異常を示しているのに、動脈硬化に対して「あまり危機感がない」人がいて困っています。どうしたら、危機感をもって前向きに生活習慣の改善に取り組んでもらえるのでしょうか？　教えてください。

〈効果的ではない指導〉
- 「自覚症状もないし、危機感をもちにくいですよね」（共感するのみ、先が続かない）
- 「もっとメタボに対して危機感をもたないと！」（説明せずに危機感をあおるだけ）
- 「糖尿病のケがありますよ」（対象者には、軽い注意程度に聞こえる）

〈対象者の思い〉
- メタボって、少し太っているだけだろう（メタボの病態が理解できていない）
- 糖尿病ではないんだから、まだ大丈夫だろう（軽いと勘違いしている）

相　談

保「先生、危機感があまり感じられない人がいるのですが……」
坂「そういう人、いるよね。どんな感じの人なのかな？」
保「中性脂肪や血糖が少し高めで、メタボですよって説明しているんですけど……」
坂「説明したら、どんな反応なの？」
保「それが、ちょっと太っているだけだからって……」
坂「それは困ったね。そんな人にはどんなふうにアプローチしているの？」
保「血糖値が高いので将来糖尿病になりますよ、などといろいろ説明しているつもりなんですが……」
坂「それでもなかなか、うまくいかないわけだね」
保「そうなんです」
坂「なるほど。その問題を解決するキーワードは、"健康信念モデル"です！」
保「健康信念モデルとは何ですか？」
坂「健康信念モデルを説明する前に、危機感がない理由を探ってみよう」

危機感がない理由

解　説

　危機感がない理由は、人によってさまざまです。

　たとえば、メタボや糖尿病について名前くらいしか知らず、自覚症状もないために、危機感がない場合があります。なかには「メタボ＝肥満」と誤解している人もいます。血糖値が高くても自分は糖尿病にならないと間違った信念をもっている人もいます。家族や親戚に糖尿病の人がいると自分も糖尿病になるのではないかと心配しますが、周りに糖尿病で治療したり、合併症で悩んでいる人がいないと、自分は糖尿病にならないと思い込んでいる人もいます。

　また、「糖尿病のケがあるだけ」「薬を飲む必要はありません」と医師から言われると「自分はまだ糖尿病じゃないから、食事に気をつけなくてよい」と勘違いしてしまう人もいます。

　このような知識不足、罹患性や重大性の欠如が、危機感がない理由です。まずは、危機感がない理由を対象者の言動や態度から探ってみましょう。

■表 1-4　危機感がない理由

理由	具体例
知識不足	● メタボや糖尿病について、名前くらいしか知らない ● メタボ＝肥満と誤解している ● 薬を飲んでいないから、糖尿病ではない
罹患性の欠如	● 家族に糖尿病の人がいないので糖尿病にはならない ● まわりに糖尿病の人がいない ● 自覚症状がないので糖尿病でない
重大性の欠如	● 糖尿病のケがあるだけ＝糖尿病じゃないから食事は普通でよい ● 「薬を飲む必要はない」と言われた ● まわりに合併症で悩んでいる人はいない ● 元気だから、悪くならない

1-1 初回面接
1-2 継続支援
2 保健指導
3 栄養指導
4 運動指導
5 糖尿病予防と重症化予防

Keyword
1

Keyword
2

Keyword
3

Keyword
4

Keyword
5

Keyword
6

Keyword
7

Keyword
8

Keyword
9

Keyword
10

Keyword
11

Keyword 2　危機感

使える理論❸	健康信念モデル

☞「健康信念モデル（Health Belief Model）」とは

　健康行動の促進には「脅威の認識」と「メリットとデメリットのバランス」の2つの要因があるとする健康行動理論の一つ。もともとは 1950 年代に当時流行していた結核のスクリーニングがうまくいかなかったことがきっかけで提唱され、1970 年代にベッカー（Marshall H.Becker）が現在のモデルを完成させました。HBM モデルともいわれます。

相　談

🈖「健康信念モデルは、1970 年代にベッカーが提唱したもので、人が健康によい行動を起こす要因として次の2つを挙げていて、1つは病気に対して危機感を認識すること（脅威の認識）。もう1つは、実行したときのメリットとデメリットのバランスなんだ」

🈺「どんなことが驚異の認識にあたるんですか？」

🈖「個人的な認知としては、自分が病気になる可能性（罹患性）がどのくらいあるのか」

🈺「病気になる可能性ですね。それ気になります」

🈖「それと、もし病気になったときにどのくらいひどい状況になるか（重大性）だね」

🈺「新型コロナウイルス感染症（以下、「新型コロナ」という）でも、重症化率の高い要因が挙げられていますね」

🈖「そうだね。そうしたことに影響を与えるものに、年齢や性別などがあるんだ」

🈺「たしかに、年を取るほど危機感は増してくるような気がしますし、男性よりも女性のほうが危機感のある人が多いかもしれませんね。ほかには？」

🈖「病気に対する知識は重要だよね」

🈺「少し怪しいダイエット情報は知っているのに、病気や検査値の知識が不足している人も多いですからね」

🈖「あと、マスコミからの情報や知人からのすすめも行動のきっかけになったり、病気に対する脅威の認識を高めたりするんだ」

🈺「あっ、芸能人が病気で亡くなったり、会社の同僚が病気になったことで、突然、行動を始める人がいますね」

🈖「人は危機感を感じてはじめて、行動することが損か得かを考え、得が多いと認識すると行動に移すんだ」

🈺「そうなんですか。健康信念モデルは、保健指導に非常に役立ちそうですね」

罹患性と重大性による危機感と損か得かが行動変容のカギ

解　説

　「健康信念モデル」は、禁煙や糖尿病などさまざまな慢性疾患に用いられています[1-4]。

　自分が病気になる可能性（罹患性）と、その病気になったときにどのくらいひどい状況になるか（重大性）という個人の認知が、病気への脅威・危機感を増大させると、このモデルでは考えます（図1-2）。

　この個人的な認知には、年齢、性、社会心理的要素や病気に対する知識が影響を与えています。

　また、マスコミからの情報や知人からのすすめが行動のきっかけとなり、病気に対する脅威の認識を高めます。

　そして、その行動をとることが自分にとって損か得か（メリットとデメリット）を判断することが、行動変容への見込みを高めます。

　決して教科書的なエビデンスを提示して、医学的に脅かすだけのことではありません。

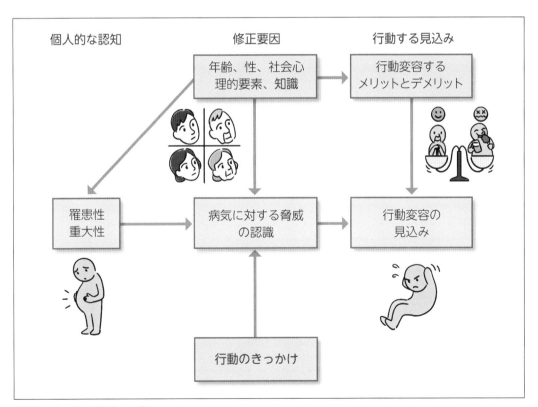

■図1-2　健康信念モデル

Keyword 2　危機感

健康信念モデルを用いた保健指導

指導例

保「本当のところ、メタボについてはどう思っておられますか？」（個人の認知についての確認）

対「そうですね。まだ、ピントきていないですね。少しやせないといけないと思っていますが……」

保「なるほど。そういう方も多いですね。"メタボ＝肥満"と勘違いしている人も多いですからね」

対「えっ、違うんですか⁉」

保「そうなんです。ただ単に太っているだけと勘違いされているかもしれませんが、肥満とメタボは大きく違います」

対「えっ、どんなふうに違うんですか？」

保「肥満は体重が多いだけですが、血圧・血糖・脂質など、心筋梗塞や脳梗塞になる危険因子が異常値を示す、つまり、"肥満＋危険因子"がメタボです」（メタボの知識を補足）

対「メタボって、ただ太っているだけのことかと思っていました」（勘違いに気づいた発言）

保「メタボになると、心筋梗塞や脳梗塞になるリスクが2倍くらいになりますからね。突然、仕事中に倒れられたりしては大変です」

対「そうですね……」

保「知り合いの方で脳梗塞や心筋梗塞で倒れられた人はいませんか？」（行動のきっかけを探る）

対「ああ、いますね」

保健指導のポイント

●医学的に脅かすのではなく、罹患性や重大性に対する個人の認知について確認する

●罹患性や重大性について説明し、行動のきっかけを探る

●健康行動のメリットがデメリットを上回るように感じてもらう

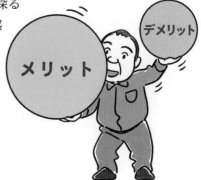

危機感を感じたときが行動変容のチャンス

1-1
初回面接

1-2
継続支援

2
保健指導

3
栄養指導

4
運動指導

5
糖尿病予防と
重症化予防

解　説

　対象者が危機感を感じたときが行動変容のチャンスです。メタボを例に、対象者が危機感を抱くときを考えてみましょう。

　大半の人が「メタボ＝肥満」と誤解しています。肥満とは、体格指数である BMI が 25 以上と定義されています。ただ単に太っているのが肥満ですが、加えて血圧・血糖・脂質に異常を呈しているのがメタボです。

　検査の結果、代謝に異常がなければ、ただの肥満（Metabolically healthy obesity）となります。

　対象者のメタボ＝肥満という誤解を解消した後、今度は、メタボが心筋梗塞や脳梗塞などの動脈硬化を引き起こす原因であることを理解してもらいます。

　単なる肥満の場合は、糖尿病や睡眠時無呼吸症候群など疾患と強く関連することを説明します。

　糖尿病の場合は、糖尿病合併症の話をするだけでなく、糖尿病予備軍のときから大血管障害のリスクが高まることを説明します。これらの情報を上手に伝えることが大切です。

　健康信念モデルを用いて、危機感を感じる機会をどんどんつくるとよいでしょう。

■表 1-5　行動目標の達成率を高める指導

項目	説明のポイント
知識	●肥満とメタボの違いについて説明する ●糖尿病予備軍なら、将来糖尿病になる可能性が高いことを説明する ●糖尿病予備軍の頃から動脈硬化が進行していることを説明する
罹患性	●メタボの場合、心筋梗塞や脳梗塞になるリスクを説明する ●肥満の場合、疾患との関連やリスクについて説明する ●糖尿病になる可能性が高いことを説明する
重大性	●心筋梗塞になったときの大変さについて説明する ●糖尿病になったときの合併症の大変さについて説明する
行動の きっかけ	●家族や知り合いが病気で通院していたり、悩んでいる人がいないかを尋ねる ●テレビやネットのニュースなどで知った芸能人の病気などに関心があるかを尋ねる ●会社の同僚や友人で病気で倒れた人がいないかを尋ねる

Keyword 1
Keyword 2
Keyword 3
Keyword 4
Keyword 5
Keyword 6
Keyword 7
Keyword 8
Keyword 9
Keyword 10
Keyword 11

Keyword 3　言い訳	
課題❸	**言い訳が多い**

保健医療従事者の悩み

　保健指導をしていると、「運動する時間がない」「間食をやめるとストレスがたまる」「近所の人が甘いものを持って来る」などと言い訳をする人が少なくありません。頭ごなしに言い訳が多いことを指摘しようかとも思うんですが、なかなかできません。そんなときには、どうしたらよいでしょうか。

〈NG ワード〉

- ●なるほど、大変なんですね……（聞き役に徹しているため、話が先に進まない）
- ●将来、生活習慣病になりますよ！（医学的脅かし）
- ●食べすぎや運動不足が原因ですね（過去の悪い生活習慣を指摘）

〈対象者の思い〉

- ●平日は忙しいし、週末はゆっくりしたいから運動する時間なんてない
- ●いただきものを断るわけにはいかないし、食べなきゃもったいない

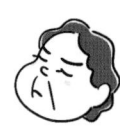

相　談

- 保「保健指導をしていると、いろいろと言い訳をする人が多くて……」
- 坂「どんな言い訳するの？」
- 保「運動する時間がないとか、間食をやめるとストレスがたまるとか……」
- 坂「なるほど。いろいろな言い訳があるね」
- 保「そうなんです」
- 坂「そんなときにはどうしているの？」
- 保「まずは、話をじっくり聞くことが多いんですけど、仕事や家でのストレスを言われると、なかなか話が先に進まなくて……」
- 坂「なるほど。そういったときにはよい方法があるよ」
- 保「えっ、どのような方法ですか？」
- 坂「対象者の言い訳のことを"心理学的抵抗"って言うんだけど……」
- 保「心理学的抵抗？　ですか」

言い訳が多い理由

1-1 初回面接

1-2 継続支援

2 保健指導

3 栄養指導

4 運動指導

5 糖尿病予防と重症化予防

解　説

　対象者は「腹が減ると力が出ない」「運動する時間がない」「甘いものを控えるとストレスがたまる」など、いろいろな言い訳をします。これを「**心理学的抵抗**」と言います。自己防衛の一つで、自分以外の何かに責任を押しつける言動です。

　「近所の奥さんが持ってくるから」➡ 近所、「寒いから」➡ 天候、など自分以外のほかの何かに責任を押しつけています。つまり、「自分は悪くない」と言っているわけです。

　他人のせいにする傾向のある人は、自分で責任を取る努力が欠けているのかもしれません。あるいは、自分でどうやって責任を取ってよいのかわからないのかもしれません。

　この背景には、**自信のなさ（自己効力感の低さ）**があります。そういう人は、自分の能力に自信がないので、責任を回避する言葉が出てくるのです。逆に、他人のせいにしない人は「意志が弱い」など自分を責める発言をします。

　どちらのタイプなのかを注意深く観察しましょう。ちなみに、心理学的抵抗と似ている言葉で、「インスリン抵抗性」という言葉がありますが、インスリンが効きにくいという意味で、インスリン注射に対して抵抗しているわけではありません。

■表1-6　言い訳の分類

	自分のせい	自分以外のせい
食事	● 意志が弱くて続かない ● つい食べてしまう	● 近所の人がお土産やお菓子を持って来る ● 仏様のお下がりを食べてしまう ● 仕事で夕食の時間が遅くなる
運動	● 運動の仕方がわからない ● 体を動かすのが苦手	● 運動する時間がない ● 寒くて運動できない、暑くて運動できない ● 花粉症で運動できない

Keyword
1

Keyword
2

Keyword
3

Keyword
4

Keyword
5

Keyword
6

Keyword
7

Keyword
8

Keyword
9

Keyword
10

Keyword
11

Keyword 3　言い訳

使える理論❹	**コントロール所在**

☞ **コントロール所在とは**

　自分の行動を制御する意識が、内的（自己）にあるか、外的（他者）にあるかで分類する考え方をいいます。

相　談

> ㋫「言い訳が多い人には、どのように対応したらよいでしょうか？」
>
> ㋚「まずは、どんな言い訳をしているかを分類してみよう」
>
> ㋫「言い訳の分類ですか。面白そうですが、どのように分類したらよいですか？」
>
> ㋚「まずは、自分のせいにしているか、自分以外の人や環境のせいにしているかだね」
>
> ㋫「自分か、自分以外かですね。具体的に、教えていただけますか？」
>
> ㋚「自分のせいにしている人は"意志が弱くて続かない"とか、"つい食べてしまう"とかの言い訳をするよね」
>
> ㋫「あ、たしかに。それじゃあ、ほかのせいにする人は？」
>
> ㋚「運動なら、天候のせいにする人ですね」
>
> ㋫「あっ、寒くて運動できないとか……」
>
> ㋚「そうだね。寒くて運動できないって言っているから、暖かくなったら運動するかと思ったら……」
>
> ㋫「暑くて運動できないですね。よく言われます」
>
> ㋚「定番だよね。それなら、春になったら運動するかと思ったら……」
>
> ㋫「春になると？」
>
> ㋚「花粉症で運動できないとか……」
>
> ㋫「ハハハ、それなら秋は？」
>
> ㋚「秋はイベントが多くてだって……」
>
> ㋫「なるほど。自分のせいじゃなくて、他人のせいにしているわけですね」
>
> ㋚「そう、それが自分以外のせいにしている人の言い訳だね。自分の行動を制御する意識がどこにあるか、つまりコントロール所在を言っているわけだね」
>
> ㋫「コントロールの所在ですか？」

コントロール所在が内的か外的かを見極めて対応する

1-1
初回面接

1-2
継続支援

2
保健指導

3
栄養指導

4
運動指導

5
糖尿病予防と重症化予防

解　説

「コントロール所在」（locus of control ローカス・オブ・コントロール）とは、自分の行動を制御する意識がどこにあるか（所在）ということです[5-8]。

この考え方を健康行動に紐づけたものを健康統制感（Health locus of control）と呼びます。この考え方は、ロッター（J.Rotter）が提唱したもので、行動を統制する意識の所在が、内的（自己）か外的（他者）かで、自分の行動と結果はコントロールできると考える「自己解決型」と、自分の行動や結果が外にあると考える「他者依存型」とに分類されます。

内的コントロール所在の人には、能力を引き出したり、努力を結果に反映させるために自信を高める工夫を考えます。実際に、内的コントロール所在の人は、外的コントロール所在の人に比べて運動を実施する頻度が高いことが示されています[9, 10]。また、内的コントロール所在のスコアを上昇させることで、運動が習慣化する割合が増加します。

たとえば、過去のスポーツ歴を尋ねたり、これから取り組んでみたい運動について尋ねたりします。

外的コントロール所在の人に対するアプローチとしては、たとえば、近所の人のせいにしている場合には、近所の人にどういう風に声をかけるか、簡単なロールプレイを行い、外的要因にアプローチすることが効果的です。運によると考えている人には、健康占いを用いるのも一案です。

■表 1-7　コントロール所在とコントロール状態（安定、不安定）の関係と対策例

	内的コントロール所在	外的コントロール所在
安 定	自分の能力による ➡ 能力を引き出す	外的要因で実施困難 ➡ 外的要因にアプローチ
不安定	自分の努力による ➡ 自信を高める工夫を	運による ➡ 健康占いなどを活用

Keyword
1

Keyword
2

Keyword
3

Keyword
4

Keyword
5

Keyword
6

Keyword
7

Keyword
8

Keyword
9

Keyword
10

Keyword
11

Keyword 3　言い訳

言い訳を減らす保健指導

指導例

> 保「最近、運動のほうはいかがですか？」
>
> 対「それが、なかなか……。最近、寒くて……」
>
> 保「なるほど。若い頃は、どんなスポーツをされていたんですか？」
>
> 対「若い頃は、サッカーや冬はスノーボードをしていました」
>
> 保「やっぱり、スポーツマンだったんですね」
>
> 対「それが、今はでは運動不足でメタボになって……」
>
> 保「いえいえ、運動不足な人ほど運動の効果は高いので、ぜひ、もう一度運動に取り組んでみてください」
>
> 対「はい」
>
> 保「今は体調のほうはいかがですか？　困っている自覚症状など、ありませんか？」
>
> 対「運動不足なせいか、階段を上るのもふうふうで息が切れます」
>
> 保「体力低下を予防、いや向上させるのにいい機会ですね。将来の健康を考えたときに、もし、運動に取り組むなら、どんなことにチャレンジされますか？」
>
> 対「そうですね……」（少し考えてから、話し出す）

保健指導のポイント

- 言い訳が出やすくなるので、過去の不摂生（過食、多量飲酒、運動不足など）は指摘しない
- 過去のよい部分を聞いて、「if（もし、～なら）」を用いた未来質問をし、ポジティブな発言を引き出す

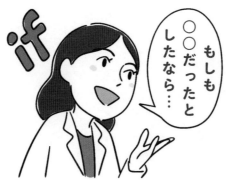

使える理論❺	時間軸

解　説

　保健指導を過去、現在、未来の時間軸で考えるとわかりやすくなります。

　現在の体型や検査値から、過去の不摂生を保健医療従事者が指摘すると、今までできなかった理由を対象者は言い訳として話し出します。言い訳が多い人には、現在の結果をもたらした過去の不摂生についてなるべく、触れないようにするとよいでしょう。

　逆に、過去のスポーツ歴などよい部分について質問することで、保健指導に役立つ情報が得られます。

　また、「こんな生活を続けていると、将来大変なことになりますよ！」と医学的に脅かすと、「今は特に困っていない」「自覚症状はない、元気だ」などと、言い訳がいろいろと出てきてしまいます。

　未来について話すときも「合併症を起こさないために」とマイナス思考ではなく、「もし、将来の健康のことを考えたときには」「将来の夢を実現するためには」など、**プラス思考の未来質問**にしましょう。そうすると、「自分の夢を実現するために」「孫のために」など、ポジティブな発言が出てくるようになります。

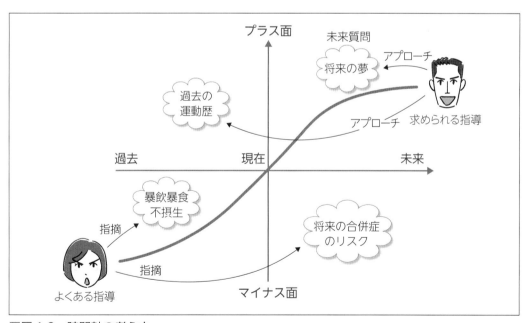

■図 1-3　時間軸の考え方

Keyword
1

Keyword
2

Keyword
3

Keyword
4

Keyword
5

Keyword
6

Keyword
7

Keyword
8

Keyword
9

Keyword
10

Keyword
11

Keyword 4　結果説明

課題❹	**説明が十分に伝わらない**

保健医療従事者の悩み

　健康診断の結果をできるだけ正確に説明しているつもりなのですが、対象者にうまく伝わっていないようです。どうしたら、対象者の心に響くような説明になるでしょうか。

〈効果的ではない指導〉

- 中性脂肪は正確にはトリグリセリドと言って……、肝機能をあらわす指標として AST、ALT、γ-GTP があって……（専門用語を用いて説明）
- HbA1c とは過去 1、2 か月間の血糖コントロールをあらわす指標で……（専門用語を用いた説明が長々続く）

〈対象者の思い〉

- 専門用語を羅列されても……。もっとわかりやすく説明してくれないかなあ

相　談

- 保「先生、健康診断の結果をできるだけ正確に対象者に説明しているんですけど……」
- 坂「それはいいね」
- 保「専門用語が多くて、何を言っているのかよくわからないって言われて……」
- 坂「医療用語は専門用語が多いからね。だけど、専門用語が続くと、一般の人には難しく感じるかもしれないね」
- 保「そうですよね……」
- 坂「内容をよく理解していれば、難しい内容でも易しく説明できるよね。それに対して、理解が不足していると、易しい内容を難しく伝えていることもあるんじゃないかな」
- 保「私もそうなっているかも。理解が足りないのかもしれませんが、何かよい方法はありますか？」
- 坂「支援者が一方的に説明するだけでなく、時々、ティーチバックを用いるといいよ」
- 保「ティーチングは知っているんですけど……。ティーチバックについて教えてください！」
- 坂「それを説明する前に、まずは説明が十分に伝わらない理由を考えてみよう」

説明が十分に伝わらない理由

解　説

　一方的に説明しても、対象者に十分に伝わっていないと感じることはよくあります。その理由の一つとして、説明の仕方が難しすぎることが挙げられます。

　説明の仕方は、図1-4のように4つに分類できます。

　一番よいのは、難しいことを易しく、わかりやすく説明することです。たとえば、「中性脂肪とは、血液中の脂肪分のことで、テレビでよくいう〈血液がドロドロ〉の原因の一つです」などとイメージしやすいように説明します。

　しかし、易しく、わかりやすく説明するためには、説明する内容をきちんと理解しておく必要があります。難しい内容をきちんと理解できていない人は、難しい内容を難しく説明してしまいがちです。なかには易しい内容なのに、難しく説明してしまう人もいます。

　皆さんの説明の仕方を振り返ってみましょう。

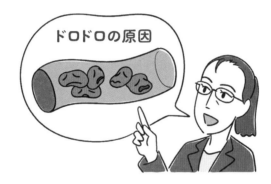

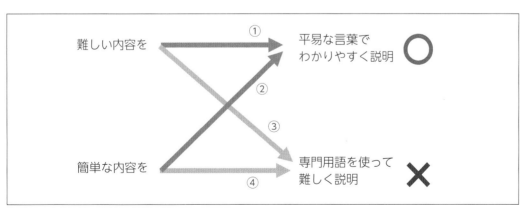

■図1-4　4つの説明法

Keyword
1

Keyword
2

Keyword
3

Keyword
4

Keyword
5

Keyword
6

Keyword
7

Keyword
8

Keyword
9

Keyword
10

Keyword
11

Keyword 4　結果説明

使える理論❻	ティーチング

☞ **ティーチングとは**

　指導者が答えをもっていて、それを教えることです。指導者から指導を受ける側への一方通行の指導です。対して、コーチングは、教わる側が自ら答えを導き出せるように指導者がサポートすることです。指導者と受け手側が双方向に対話しながら行う指導です。

相　談

> ⑯「ティーチバックを解説する前に、まずはティーチングとコーチングを比較してみると、それぞれがわかりやすくなるよ」
>
> ㊢「コーチングとの比較ですか？」
>
> ⑯「たとえば、毎年、健診を受けていて、毎年、保健師さんから減量や運動のアドバイスを受けている人がいるとしよう」
>
> ㊢「そういう人、多いですよね」
>
> ⑯「そうだね。だけど、なかなか減量へのモチベーションが高まらない、運動が習慣化しない、ということもあるよね」
>
> ㊢「ほとんどの人がそうです」
>
> ⑯「そんな人には、自発性を引き出すコーチングが向いているんだけど、それに対して……」
>
> ㊢「それに対して？」
>
> ⑯「初めて健診を受けて、初めて異常を指摘されたという人は、その検査値や病気についてあまり知識を持ち合わせていないので、ティーチングが役立つんだ」
>
> ㊢「どのようにティーチングしたらよいでしょうか？」
>
> ⑯「まずは、知識レベルを評価する。次に、わかりやすく説明することだね」
>
> ㊢「それが、難しいんですよね。何度も繰り返し、教えたりしているんですけど……」
>
> ⑯「繰り返すのはよい方法だね。わかりやすく教えるために、身振り手振りを加えて、資料なども大いに活用できるとよいね」
>
> ㊢「ほかにもよい方法がありますか？」
>
> ⑯「あるよ。それがティーチバックという方法なんだけど……」

ティーチングとコーチング

解　説

　指導者が答えを持っていて、それを教えるというのがティーチングです。初めて健康診断を受け、その際に健診結果の説明をわかりやすく説明するのは、ティーチングになります。

　それに対して、健診結果の意味はわかっており、改善するための知識も持ち合わせているけれど、それでも生活習慣の修正が難しい場合には、コーチングが力を発揮します。

　能力が高くて、易しい課題なら、課題を提示するだけで対象者は行動変容します。

　能力が低い場合でも、マニュアルがあって、易しい課題であれば達成することができます。難しい課題では、ティーチングが必要となる場合もあります。

　コーチングよりもティーチングのほうが、スピーディーに問題解決につながることもよくあります。ターゲットに合わせて使い分けましょう。

■表 1-8　ティーチングとコーチングの比較

	ティーチング	コーチング
ターゲット	健診・保健指導のビギナー （知識が少ない）	健診・保健指導のリピーター （すでに知識がある）
手法	●答えを教える ●解決法を教える ●指示する、命令する	●傾聴する ●自発性を引き出す ●答えは指導対象者のなかにある
具体例	健診結果の説明場面 「HbA1c の数値が高いです。この数値だと今後……。改善するには……することが必要です」	行動目標の設定場面 「この目標を達成するためにあなたは何ができますか？」

1-1 初回面接
1-2 継続支援
2 保健指導
3 栄養指導
4 運動指導
5 糖尿病予防と重症化予防

Keyword
1

Keyword
2

Keyword
3

Keyword
4

Keyword
5

Keyword
6

Keyword
7

Keyword
8

Keyword
9

Keyword
10

Keyword
11

Keyword 4　結果説明

ティーチバックを用いた保健指導

☞ **ティーチバックとは**

　保健医療従事者が説明した内容を、対象者が自分の言葉で説明し返すことです。ただの復唱ではなく、対象者が理解しているかが確認できます。

指導例

> 医「今の説明でだいたいわかりましたか？」
>
> 対「え、はい……」
>
> 医「あまり、わかっていない返事のようですね」
>
> 対「アハハ……ばれましたか」
>
> 医「それでは、ちょっと糖尿病の３大合併症について説明してもらえますか？」
>
> 対「えっ、先生に説明するんですか？　そんな専門的なことは説明できませんよ」（少し困った顔）
>
> 医「いえいえ、専門用語を使うのではなく、家族や友人に糖尿病の３大合併症を説明するつもりでお願いします」
>
> 対「そうですか。えっと、糖尿病は血管の病気で、全身に合併症が起こる」
>
> 医「いいですね」
>
> 対「特に、３つの合併症が有名で、神経障害、眼、腎臓で『し・め・じ』と覚えるといいです」
>
> 医「いい説明ですね。その説明なら、知り合いの人もよくわかりますね」
>
> 対「そうですか。帰ってから、説明してみます」

保健指導のポイント

- 教えた内容を対象者に自分の言葉で説明してもらうのが「ティーチバック」
- 「家に帰ったらご家族に何と説明されますか？」などの質問が有効
- 専門用語をオウム返しにするのではなく、あくまで「自分の言葉」という点がポイント

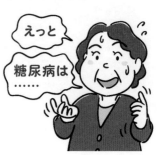

使える理論❼　ティーチバック

1-1
初回面接

1-2
継続支援

2
保健指導

3
栄養指導

4
運動指導

5
糖尿病予防と重症化予防

解　説

　外来で糖尿病の患者に検査値の説明をしていると、「はい、はい」と返事はよいのですが、ちゃんと理解できているか、不安になることがあります。なかには、ちゃんとわかっていないのにもかかわらず、医師を不快にさせたくない、頭が悪いと思われたくないと考えて、わかっているふりをして返事をしている場合もあります。

　また、「はい、はい」を連発している人は、早く診察を終えたいと思っているサインでもあります。

　そういった人に、糖尿病 3 大合併症や HbA1c などの検査値の意味がちゃんとわかっているのかを確認するには、どうしたらいいのでしょうか？　「今の説明でわかりましたか？」と尋ねても、「はい、わかりました」と答えるのみで、本当にわかっているかわかりません。こうした場合には、「ティーチバック」を試してみましょう。

　ティーチバックは、保健医療従事者が説明した内容を、対象者の言葉で説明し返してもらうことです。

　このティーチバックを糖尿病の療養指導に取り入れた研究（18 歳以上の 1 型および 2 型糖尿病患者 2901 人、平均年齢 60 歳、糖尿病歴 7 年、女性 52.6％）では、ティーチバック群で、糖尿病合併症リスクが約 3 割減、冠動脈疾患で入院するリスクも半減し、医療費も削減できたという報告がされています[11]。

　ティーチバックを行うことで、対象者は自分の検査値や病気に関する正しい知識を得ることができ、保健医療従事者は対象者の理解度を知ることができます。

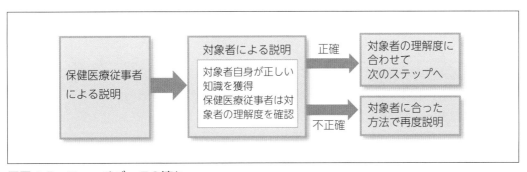

■図 1-5　ティーチバックの流れ

Keyword
1

Keyword
2

Keyword
3

Keyword
4

Keyword
5

Keyword
6

Keyword
7

Keyword
8

Keyword
9

Keyword
10

Keyword
11

Keyword 5　行動目標
課題❺　　**行動目標が立てられない**

保健医療従事者の悩み ▮▮

　保健指導で減量に成功するために、行動目標を立てる必要があるのですが、対象者がなかなか行動目標を立ててくれません。こちらから「何かできそうなことがありませんか？」と提案しているのですが、のらりくらりとかわされてしまいます。どうしてなのでしょうか？

〈効果的ではない指導〉

　●何かできそうなものはありませんか？（具体的な提案がない）

〈対象者の思い〉

　●できそうなことはすでに取り組んでいる

相　談 ▮▮

㋬「先生、対象者が行動目標をなかなか立ててくれなくて……」

㋴「そんなときにはどうしているの？」

㋬「何かできそうなことはありませんか？　って尋ねているんですけど、特にないって」

㋴「なるほど。できそうなことはすでに取り組んでいることが多いからね。そうしたらどうするの？」

㋬「私から提案することが多いです」

㋴「どんな提案をしているの？」

㋬「何か運動しましょうとか、間食を控えましょうなどと提案しています」

㋴「そうすると、対象者の人は何て？」

㋬「運動する時間がないとか、間食を控えるとストレスがたまるとか、うまいこと逃げられて……」

㋴「それは困ったね」

㋬「そうなんです。何がいけないんでしょうか……」

㋴「その問題を解決するには、"行動変容段階モデル"の変化ステージという考え方が役立つかもしれないね」

行動目標が立てられない理由

解　説

　行動目標が立てられない理由は人それぞれです。ただ単に目標を設定する方法がわからない人もいれば、目標が達成できないことや失敗を恐れている人、あるいはどんな行動目標であれ取り組む気のない人までさまざまです。そのため、行動目標を立てずにすむように理由を見つけていろいろと言い訳をします。

　行動変容段階モデルのなかの**変化ステージ**では、行動のステップを無関心期、関心期、準備期、実行期、維持期に分けています。

　減量に向けての具体的な行動目標を設定するのは、治療契約を結んだ準備期以降になります。行動目標が立てられない場合、対象者がまだ、その準備期に至っていない可能性があります。

　まずは、対象者の変化ステージがどこにあるかを見極めることが大切です。図 1-6 は変化ステージと、ステージごとに用いられる技法をあらわしています。技法は 33 ページを参照してください。

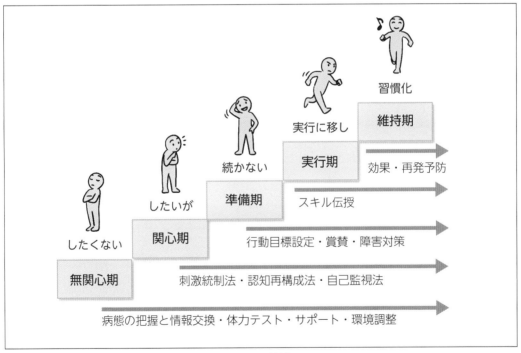

■図 1-6　変化ステージと行動変容に用いられる技法

Keyword **1**	
Keyword **2**	
Keyword **3**	
Keyword **4**	
Keyword **5**	
Keyword **6**	
Keyword **7**	
Keyword **8**	
Keyword **9**	
Keyword **10**	
Keyword **11**	

Keyword 5　行動目標
使える理論❽　変化ステージ

☞ **変化ステージとは**

　禁煙の研究からまとめられた理論で、人が行動を変えるときには、「無関心期」➡「関心期」➡「準備期」➡「実行期」➡「維持期」の5つのステージを通ると考えるものです。

相　談

> 坂「変化ステージという考え方では、人が行動を変えるには、無関心期、関心期、準備期、実行期、維持期の5つのステージを通ると考えられているんだ」
>
> 保「5つのステージですか」
>
> 坂「行動目標の設定は、治療契約、すなわち減量するという目標を立てた後、つまり準備期以降のステージに有効なんだ。行動目標が立たない対象者は、どのステージの人が多いかな？」
>
> 保「そうですね。無関心期や関心期の人が多いような気がします」
>
> 坂「そうだね。無関心期や関心期の人には、行動目標を設定するにはまだ少し早いかもしれないね」
>
> 保「だから、行動目標が立てられなかったんですね」
>
> 坂「そうだね」
>
> 保「そんなときにはどうしたらいいんでしょうか？」
>
> 坂「無関心期や関心期といった変化ステージに応じた作戦を練るといいよ」
>
> 保「作戦ですか。今までは対象者すべてに行動目標を立てなくちゃと思って、焦っていて……」
>
> 坂「全然、あわてる必要はないよ。まずは、対象者の言動や態度から変化ステージを見極めることが大切だね」
>
> 保「難しそうですね。どうやって変化ステージを見極めたらいいんですか？」

変化ステージとは

解　説

　トランス・セオレティカル・モデル（Trans Theoretical Model；TTM）は、プロチャスカ（James O.Prochaska）が禁煙を例にしてまとめた**行動変容段階モデル**です。このモデルの根幹となる理論の一つが**変化ステージ**です。

　変化ステージは、無関心期、関心期、準備期、実行期、維持期の５つのステージに分けられます。

　この変化ステージは、保健指導では非常に有用で、現在では喫煙だけでなく、食事や運動などの生活習慣にも変化ステージが用いられています。運動 [12] を例にすると、その割合は、図 1-7 のようになります。ちなみに、標準的な質問票に含まれており、特定保健指導の第４期でも注目されています。

　禁煙の維持期は、6 か月以上禁煙を続けている人という定義が用いられています。一方、運動については 1 年が適当かもしれません。なぜなら、日本では春夏秋冬があり、暑い時期や寒い時期を乗り越えて運動することが習慣化だと考えられているからです。実際、国民健康・栄養調査では運動習慣者の定義を「週 2 回以上、1 回 30 分以上、1 年以上、運動をしている者」としており、男性の 33.4％、女性の 25.1％です（令和元年）。

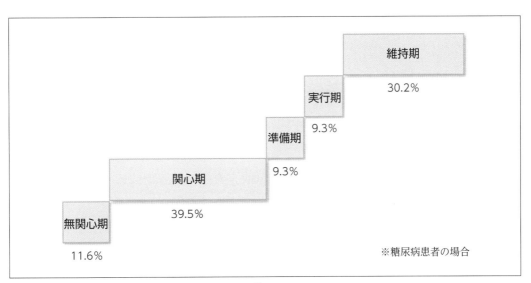

■図 1-7　変化ステージの割合：運動を例に [12]

Keyword
1

Keyword
2

Keyword
3

Keyword
4

Keyword
5

Keyword
6

Keyword
7

Keyword
8

Keyword
9

Keyword
10

Keyword
11

Keyword 5　行動目標

変化ステージを用いた保健指導

指導例

> ㊱「運動のほうはいかがですか？」
>
> ㊀「今は運動する時間がなかなか取れなくて……」
>
> ㊱「それでは、もし、時間があれば運動したいと思っておられるんですね。よかったです」（関心期であると評価）
>
> ㊀「はい。だけど、今は忙しくて……」（少し抵抗）
>
> ㊱「そうなのですね。食事には気をつけ始めておられますし、運動は食欲のコントロールにも役立ちますからね」
>
> ㊀「えっ、そうなんですか」（運動に興味を持ち始める）
>
> ㊱「それに、忙しい人でも減量に役立つ運動がありますよ！」
>
> ㊀「えっ、そうなんですか。どんな方法なんですか？」
>
> ㊱「まずは、運動する時間があったら、どんな運動をされるか教えていただけますか？」
>
> ㊀「やっぱり、ウォーキングですかね。外を歩くのは気持ちがいいですし……」
>
> ㊱「いいですね。休日など、天気がよい日にはぜひ、ウォーキングをしてみてください。普段の日はどうされますか？」
>
> ㊀「普段の日ですか……」
>
> ㊱「気持ちよく歩けるように、足腰を鍛えておくのはいかがでしょうか。階段を使うとか、早歩きをするとかです」
>
> ㊀「なるほど」
>
> ㊱「あと、歩数のモニタリングもモチベーションアップに有効ですよ！」
>
> ㊀「いいアイデアですね。では、それを行動目標にします」

保健指導のポイント

● 運動に対する変化ステージを評価し、変化ステージに合わせた保健指導を展開する

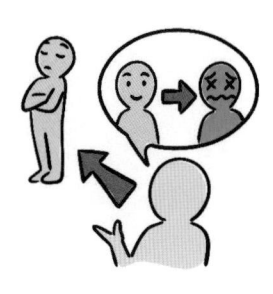
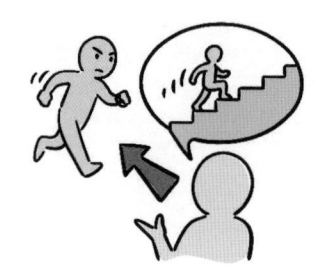

変化ステージ見極め方と行動変容の技法

1-1 初回面接

1-2 継続支援

2 保健指導

3 栄養指導

4 運動指導

5 糖尿病予防と重症化予防

解　説

変化ステージの見極め方は言動や態度、服装などからなんとなくわかります。表1-9に見極めるポイントを示します。

■表 1-9　変化ステージの見極めポイント

変化ステージ	言動や態度、服装	技　法
無関心期	●テレビの守りをしている ●家でゴロゴロしている ●ダブダブの服	●病態の把握と情報交換 ●体力テスト ●サポート ●環境調整
関心期	●暑くて運動できない ●膝が痛くて歩けない ●家に健康グッズはたくさんあるが、使用していない	●刺激統制法 ●認知再構成法 ●自己監視法 　（セルフモニタリング）
準備期	●運動する時間がない ● 1 人で歩いても楽しくない ●運動が続かない	●行動目標設定 ●賞賛 ●障害対策
実行期	●運動を始めたが、続くか心配 ●雨の日はなかなか歩けない ●運動しているが、体重がなかなか減らない	●スキル伝授
維持期	●運動してから体重が減ってきた ●運動してから検査値が改善 ●普段から動きやすい服装や靴を愛用	●効果確認 ●再発予防

☞ 行動変容の技法

無関心期の時期から、病態の把握と情報交換、体力テストによる体力低下の気づき、ダイエットサポーターを探す、太りにくい環境に変えるなどを用いることができます。

関心期に入れば、刺激統制法やセルフモニタリングなどを用いることができます。

準備期に入れば、具体的な行動目標を立てることができます。そして、その行動目標がうまくいっていれば大いに賞賛します。逆に、うまくいっていない場合には、その理由を尋ねて障害対策を行います。

実行期に入れば、さらに結果が出るようなスキルを伝授します。そして、維持期に入ったら運動の効果を確認したり、リバウンドや再発予防の話を展開します。このように変化ステージを見極め、それに応じた**行動変容の技法を選択する**ことが大切になります。

Keyword
1

Keyword
2

Keyword
3

Keyword
4

Keyword
5

Keyword
6

Keyword
7

Keyword
8

Keyword
9

Keyword
10

Keyword
11

Keyword 6　目標設定

課題❻	目標を立ててもやってくれない

保健医療従事者の悩み

　保健指導の最後に、食事や運動の目標を立てたのに、次の指導のときに尋ねたら、その目標に全然、取り組んでくれていなかったということがあります。目標の立て方に問題があったのかと悩んでいます。どうしたらよいのでしょうか。

〈効果的ではない指導〉
- 何かできることはありませんか？（聞き方が広すぎて具体的なアイデアが出にくい）
- 「〇〇」を行動目標にしてみませんか？（こちらから提案する）
- 頑張って目標をやってください！（対象者が納得していないのに、命令的にお願いしている）

〈対象者の思い〉
- 少しはやっているけど、少しじゃダメなの？
- 自分が立てた目標じゃないし……

相　談

㋫「困りました……」

㋐「どうしたの？」

㋫「保健指導の最後に食事や運動の行動目標を立てるのですが、次回の保健指導の際に確認したら、対象者が全然やっていなかったんです」

㋐「たしかにそれは困ったね。どんな目標を立てることが多いのかな？」

㋫「食事だったら、間食を控えるとか、運動するとか、お酒を減らすとかが多いです」

㋐「なるほど。決め方はどうされていますか？」

㋫「決め方ですか？　何かできそうなことはありませんか、と尋ねています」

㋐「そう尋ねても、なかなか出ないこともあるよね。そんなときはどうしているのかな？」

㋫「私のほうから提案することも多いです」

㋐「なるほど。それでは行動目標を決めた後はどうしているのかな？」

㋫「決めた後ですか？　特に、何も……」

㋐「ふーむ。その問題を解決するには、"目標設定理論" が役立つかもしれないね」

㋫「目標設定理論？　それはどんな理論なんですか？」

㋐「その前に、目標を立ててもやってくれない理由を考えてみよう」

目標を立ててもやってくれない理由

1-1 初回面接

1-2 継続支援

2 保健指導

3 栄養指導

4 運動指導

5 糖尿病予防と重症化予防

解　説

　目標は立てて終わりではなく、その目標に向かって健康行動に取り組んでもらわなければ、意味がありません。

　目標を立ててもやってくれない理由として、「腹八分目にする」「間食を控える」など、行動目標が曖昧なことが挙げられます（表 1-10）。

■表 1-10　曖昧な行動目標とやらない理由の例

行動目標	やらない理由
腹八分目にする	腹八分目がよくわからない
バランスよく食べる	何のバランスなのかがよくわからない
間食を控える	どのくらい控えたらよいのかがわからない
野菜を摂る	どのくらい摂ったらよいのかがわからない
今より歩く	どのくらい歩いたらよいのかがわからない

　次に、すぐに行動目標が思いつかないので、支援者が提案し、対象者が自分で決めていないことが考えられます。自分で決めていないことは実践しないことが多いものです。

　さらに、立てた行動目標のハードルが高すぎることがあるかもしれません。たとえば、普段 2,000 歩しか歩いていないのに、いきなり 1 日 1 万歩の目標は高すぎて、実践に結びつきにくいわけです。

■表 1-11　目標が達成されない理由

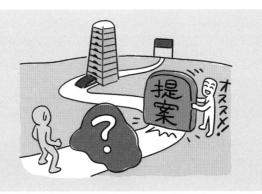

- 行動目標が曖昧
- 自分で決めた行動目標ではない
- 行動目標のハードルが高すぎる

Keyword 6　目標設定

使える理論❾	目標設定理論

☞ 目標設定理論とは

目標に対してモチベーションが及ぼす効果を探ることで導き出された理論。曖昧な目標よりも測定可能で具体的な目標のほうが、また簡単に達成できる目標より難易度がやや高い目標のほうが、モチベーションが上がり達成率も高いことがわかっています。

相　談

坂「目標設定理論は、効果的な目標を設定する理論なんだ」
保「それを知りたいです。具体的には？」
坂「間食を控えるというだけでは、目標が曖昧ですよね」
保「たしかに」
坂「では、それを具体的な目標にするにはどうしたらいいかな？」
保「間食のカロリーを 200 kcal とか 100 kcal 以内にするとかでしょうか」
坂「それはカロリーの上限を決めるというやり方だね。ほかにはどうですか？」
保「ほかですか……」
坂「たとえば、夕食後には食べないなど、間食を食べる時間帯を決めるという方法もあるよね」
保「あ、そうですね！」
坂「ほかにも、“休肝日”じゃないけど、“休間日”をつくるなど、間食を食べる日と食べない日を決めるのもいいよね」
保「それ、いいですね。ほかにもありますか？」
坂「行動目標の達成率を高める 5 つのルール、というのがあるのでこれを意識しておくとよいかもしれないね」
保「5 つのルールって、どんなルールなんですか？」

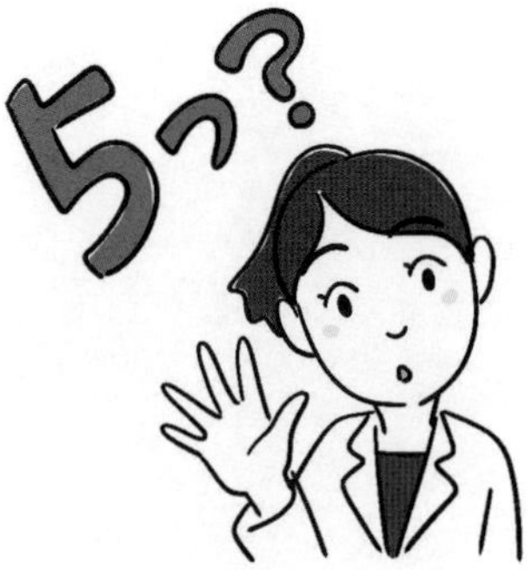

行動目標の達成率を高める 5 つのルール

解　説

　特定保健指導では、減量やメタボの改善に向けた食事や運動の行動目標を設定することになっています。それでは、どのような行動目標を立てれば、よいのでしょうか。それには、「目標設定理論」が参考になります。

　目標設定理論（goal-setting theory）を提唱したのは、アメリカの心理学者ロック（E.A.Locke）とレイサム（G.P.Latham）です。

　まず、曖昧な目標よりは具体的な目標のほうが行動目標の達成率は高まることがわかっています。測定可能な具体的な目標であれば、セルフモニタリングする際にも便利です。

　難易度が低すぎる目標より、やや高い目標のほうが、パフォーマンスが上がることも知られています。また、行動目標は対象者自身が決め、納得した目標であることが大切です。

　さらに、行動目標の達成率を高めるために、行動目標を評価する期日を決めます。2 回目以降の面談では、達成度を確認し、難しい目標であれば、行動目標の再設定を行います。早めのフィードバックが効果的です。

　行動目標を立てる際には、対象者に、考えるための十分な時間を与えましょう。

■表 1-12　行動目標の達成率を高める 5 つのルール

5 つのルール	ポイント	具体例
1. Clarify	行動目標は具体的で測定可能なものとする	間食を控えるのが行動目標の場合、夕食後の間食をやめる
2. Challenge	達成可能であるが、やや難しい挑戦しがいのある行動目標とする	月曜、水曜、金曜日は休間日とする
3. Commitment	対象者自身が決め、納得した行動目標であること	「その行動目標ならできそうです。頑張ってやってみます」（対象者）
4. Feedback	行動目標を評価する期日を決め、達成度の確認と行動目標の再設定を行う	「次回、その頑張りの報告をお願いします」（指導者）
5. Task complexity	行動目標を立てるために、十分な時間を与える。少しずつ、達成させる工夫を一緒に考える	「自分で決めた目標のほうが成功率は高いので、ゆっくり考えてみてもらえませんか」（指導者）

1-1 初回面接
1-2 継続支援
2 保健指導
3 栄養指導
4 運動指導
5 糖尿病予防と重症化予防

Keyword
1

Keyword
2

Keyword
3

Keyword
4

Keyword
5

Keyword
6

Keyword
7

Keyword
8

Keyword
9

Keyword
10

Keyword
11

Keyword 6　目標設定

目標設定理論を用いた保健指導

指導例

> 保「今回の検査値について十分に理解していただき、ありがとうございます」
>
> 対「いえいえ」（謙遜した表情）
>
> 保「減量やメタボ改善に向けて、どのようなことにチャレンジしましょうか？」
>
> 対「そうですね。どんな行動目標を立てたらいいですかね？」
>
> 保「減量に成功される人は、食事に気をつけるとか、運動するなど、曖昧なものではなくて、間食をやめる、1日8,000歩歩くなど、具体的で測定可能な目標を立てることが多いです」
>
> 対「なるほど、具体的な行動目標がいいんですね」
>
> 保「そうです。次に、行動目標が簡単すぎるのもよくありません」
>
> 対「たしかに、少しハードルが高いほど効果も出ると思うし、やる気もわいてきますね。『完全に間食をやめる』だとハードルが高そうなので、『夕食後の間食をやめる』にします」
>
> 保「それはいいですね。その目標なら減量も順調にいくと思いますよ！」
>
> 対「そうですか」
>
> 保「ご自分の頑張り具合も記録しておいてください」
>
> 対「はい。わかりました」（嬉しそうな顔）

保健指導のポイント

- 曖昧な目標より、測定可能な具体的な目標を立てる
- 少し工夫や努力を要するもの、困難度がやや高い目標にする
- フィードバックは、早めに行うのが効果的

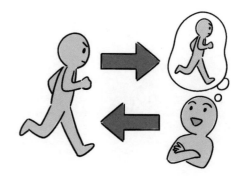

具体的な目標にする

解　説

　保健指導において行動目標を具体化するには、5W1H が役立ちます[13-15]。

　5W1H とは、When（いつ）、Where（どこで）、Who（誰が）、What（何を）、Why（なぜ）、How（どのように）です。

　たとえば、野菜を摂るのが目標なら、単に「野菜を摂る」という曖昧な目標にするのではなくて、「朝に 1 皿分の野菜を摂る」というように、いつ、何を、どれくらいの量を摂るのかを決めます。その 1 皿分の具体的なメニュー（野菜サラダ、みそ汁を具だくさんにするなど）を決めておいたり、「食後の血糖値を改善するために」など、改善するための理由を説明しておいてもいいですね。

　また、外食時にはどうするかを決めておく方法もあります。

　野菜の購入方法や食べ方などについても触れておくと、行動目標の達成率が高まります。

■表 1-13　5W1H を用いて具体的な行動目標にする方法（「野菜を摂る」を例に）

When（いつ）	朝、野菜を摂る。後回しにせずに明日から取り組む
Where（どこで）	外食時には、野菜が多く摂れるメニューを注文する
Who（誰が）	自分で野菜を買う。野菜の多いメニューをつくる、または家人やサービスを利用してつくってもらう
What（何を）	1 日 5 皿分を目標に、野菜を摂る
Why（なぜ）	食後の高血糖を改善するために
How（どのように）	食事の最初に野菜を食べる。ゆっくりよく噛んで食べる

継続支援

Keyword 7　やる気

課題❼	やる気が出ない

保健医療従事者の悩み

対象者がなかなかやる気を出してくれません。どうしたら、やる気を出してもらえるのでしょうか。教えてください。

〈効果的ではない指導〉

- やる気はあるんですか？　もっとやる気を出しましょう！（やる気がある場合、逆効果）
- どうして、やる気が出ないんでしょう？（やる気がないと決めつけている）
- とりあえず、頑張りましょう！（ガンバリズムで押し通す）

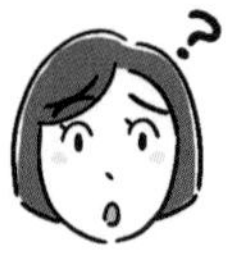

〈対象者の思い〉

- 命令的に言われたら、なおさらやる気がおきない

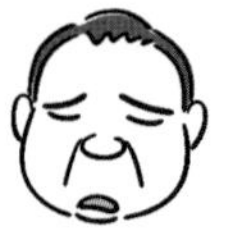

相　談

保「保健指導をしていると、あまりやる気が見えない人がいます」
坂「そんなときにはどうしているの？」
保「とりあえず、頑張りましょう！　なんて言っているんですけど……」
坂「ガンバリズムだね。それでうまくいく場合もあるんだけど、うまくいかない場合が多いよね」
保「そうなんです。そんなときにはどうしたらよいでしょうか」
坂「まずは、やる気の“数値化”で考えてみよう」
保「やる気の数値化ですか？　それは何ですか？」
坂「その前に、まずはやる気が出ない理由を考えてみよう」

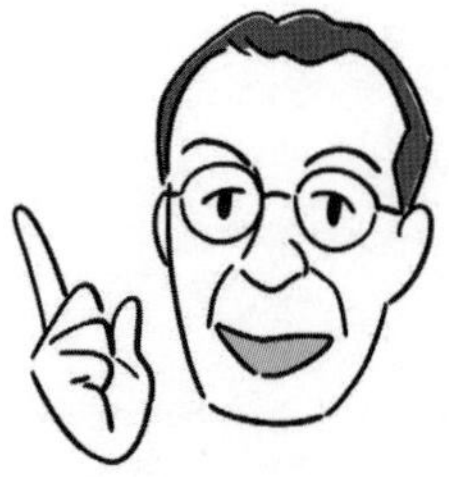

やる気が出ない理由

解　説

　やる気が出ない理由は何でしょうか。その理由は人それぞれなのですが、アルバート・バンデューラ (A. Bandura) によって提唱された「社会的学習理論」で考えてみるとわかりやすいと思います。

　人は、この行動をすれば、このような結果が得られるとわかることで、その行動に「重要性」を感じます。そして、この行動くらいなら自分でもできるという「自信」があれば、行動を開始するという考え方です。

　この重要性と自信の両方が高まったときに、やる気が出ると考えるとわかりやすいのではないでしょうか。

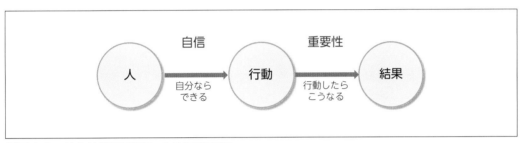

■図 1-8　社会的学習理論による行動変容

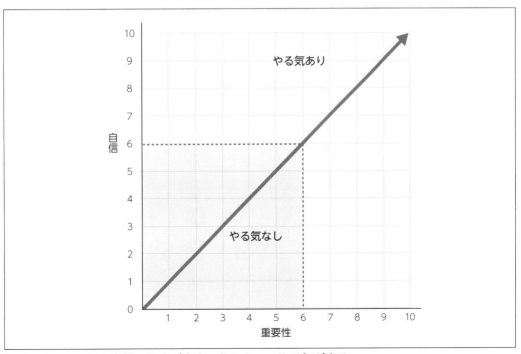

■図 1-9　重要性と自信の両方が高まったときに、やる気が出る

1-1 初回面接

1-2 継続支援

2 保健指導

3 栄養指導

4 運動指導

5 糖尿病予防と重症化予防

Keyword
1

Keyword
2

Keyword
3

Keyword
4

Keyword
5

Keyword
6

Keyword
7

Keyword
8

Keyword
9

Keyword
10

Keyword
11

Keyword 7　　やる気	
使える理論❿	**数値化・点数化**

☞ **数値化・点数化とは**
　達成する目標について数値目標を設定すること。

相　談

(保)「やる気を測定するにはどうしたらいいんでしょうか？」

(坂)「いくつか方法があるんだけど、やってはいけないのは、やる気はあるんですか！　と問い詰めることだね」

(保)「対象者にはそんなことしませんが、子どもにはやっているかも……」

(坂)「やる気があるか、ないかではなく、減量への気持ちの準備は整っていますか？　というように、準備状態を尋ねてみるんだ」

(保)「なるほど。準備状態ですか。それなら、私でも尋ねられそうです」

(坂)「もう少し、詳しく尋ねるなら、重要性と自信を尋ねてみたら」

(保)「どんなふうに尋ねたらよいでしょうか？」

(坂)「いくつか方法があるんだけど、全く重要性を感じていないを０、とても重要性を感じているを 10 として尋ねてみるスケーリングクエスチョン（数値化する質問）があります」

(保)「自信のほうでもできますか？」

(坂)「自信も同じで、全く自信がないを０、とても自信があるを 10 として尋ねてみるのもいいよね」

(保)「そのあとは、どのように評価したらよいですか？」

(坂)「重要性と自信の両方が６点以上なら、やる気はありそうだよね。この点数によって、やりたいけど自信がない、自信はあるけどやろうとは思わない、自信もないしやろうとも思わないなどと評価できるよね」

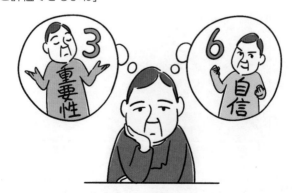

やる気の数値化

1-1 初回面接

1-2 継続支援

2 保健指導

3 栄養指導

4 運動指導

5 糖尿病予防と重症化予防

解　説

　たとえば、運動を例にやる気を測定してみましょう。

　あなたにとって運動することはどれくらい重要ですか？　全く重要ではないを 0、とても重要であるを 10 とすると、いくつぐらいになりますか？　と数字を示して尋ねてみます。

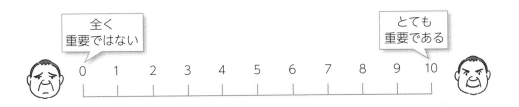

　同様に、あなたにとって運動することにどれくらい自信がありますか？　全く自信がないを 0、とても自信があるを 10 とすると、いくつぐらいになりますか？　と数字を示して尋ねてみます。

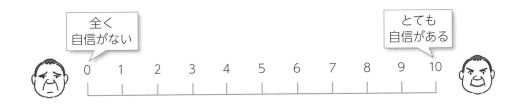

　このように数値化して尋ねることをスケーリングクエスチョンといいます。

　上記のような 2 つの質問を組み合わせることで、行動変容に向けてのやる気、心の準備状態を知ることができます。

　慣れてくれば、数値を用いなくても、やる気の度合いを推し量ることができるようになります。

Keyword 1
Keyword 2
Keyword 3
Keyword 4
Keyword 5
Keyword 6
Keyword 7
Keyword 8
Keyword 9
Keyword 10
Keyword 11

Keyword 7　やる気

やる気の数値化を用いた保健指導

指導例

> 保「メタボを改善するには、減量と運動が鍵になりますね。あなたにとって運動することは
> どれくらい重要ですか？　全く重要ではないを0、とても重要であるを10とすると、何
> 点をつけられますか？」
>
> 対「そうですね。8点くらいですかね」（少し考えてから）
>
> 保「よかったです。運動の重要性は感じておられるようですね。もし、運動することになっ
> たら、やれる自信は、同様に点数をつけたら何点でしょうか」
>
> 対「そうですね。自信は……6点くらいですかね」
>
> 保「なるほど。重要性は感じておられるけど、自信がやや低めといったところなんですね」
>
> 対「まさに、そうです」
>
> 保「それでは、自信を高めるにはどうしたらよいかを一緒に考えましょうか」
>
> 対「はい。よろしくお願いします」

保健指導のポイント

● 重要性と自信を10点満点を用いて自己評価してもらう

● 重要性の点数が低ければ重要性から。重要性が高く、自信が低ければ自信を高めるアプ
ローチを行う

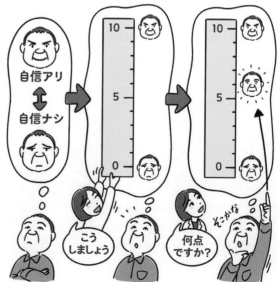

重要性と自信：どちらから始めるか

解　説

重要性と自信の自己評価の結果から、やる気の度合いを判定します。

重要性と自信の両者の点数が高ければ、やる気がとてもあると考えます（A）。

なかには、やりたいと思っているが自信がない人もいます（B）。これは喫煙の害は重々承知しているが、禁煙する自信がない喫煙者が典型例です。

逆に、自信はあるがやろうとは思わない人もいます（C）。飲酒を控える自信はあるが、飲酒は楽しみだから今現在、飲酒を控える重要性を感じていない人がその典型です。

自信もないし、重要性も感じていない人もいます（D）。このタイプの人が最もやる気の度合いが低い人になります。

重要性と自信の両者の点数が低い人（Dタイプ）には、重要性を探るアプローチから始めます。

やりたいが、自信の点数が低い人（Bタイプ）には、自信の点数を上げるアプローチを行います。

よくやりがちなのが、Dのタイプの人に自信の点数を上げるアプローチをしてしまうことです。自信の点数をいくら上げても、重要性の点数を上げなければ、やる気はなかなか高まりません。

優先して上げるべきは、重要性のスコアなのです。

なお、重要性や自信を上げるアプローチについては、次の項で順番に解説していきます。

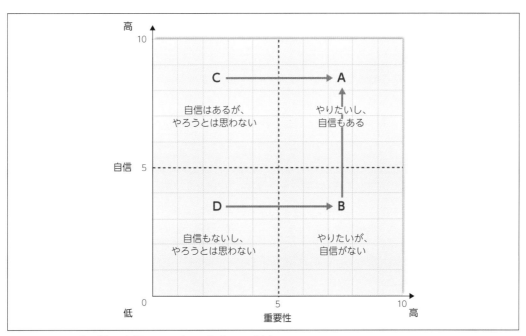

■図 1-10　重要性と自信：やる気の度合いの判定

1-1　初回面接

1-2　継続支援

2　保健指導

3　栄養指導

4　運動指導

5　糖尿病予防と重症化予防

Keyword
1

Keyword
2

Keyword
3

Keyword
4

Keyword
5

Keyword
6

Keyword
7

Keyword
8

Keyword
9

Keyword
10

Keyword
11

Keyword 8　重要性	
課題❽	**健康の大切さがわかっていない**

保健医療従事者の悩み

　健康の大切さがわかっていない対象者がいます。もっと生活習慣に気を配ることの大切さをわかってもらうにはどうしたらよいでしょうか。教えてください。

〈効果的ではない指導〉
- もっと将来の健康のことを考えて、減量に取り組まないと
  （将来の健康は目に見えないので意識できない）

〈対象者の思い〉
- 自分はまだ病気じゃないし、今の生活習慣を変えるのは嫌だ

相　談

㊟「先生、保健指導をしていると、健康を守るために生活習慣の改善に取り組まないといけないのに、その大切さをわかっていない人がいて……」

㊰「なるほど。それは困ったね。そんなときにはどうしているの？」

㊟「もう少し健康に気を配ってください！　なんて言っているんですけど」

㊰「でも、それではなかなかうまくいかないわけだね」

㊟「そうなんです。そんなときにはどうしたらよいでしょうか」

㊰「大切さがわかってもらえないということは、その人にはまだ動機づけができていないようだね」

㊟「動機づけを図るには、どうしたらよいのでしょうか？」

㊰「まずは動機づけるための手法、"動機づけ面接"について解説しよう」

使える理論⓫	動機づけ面接

1-1 初回面接

1-2 継続支援

2 保健指導

3 栄養指導

4 運動指導

5 糖尿病予防と重症化予防

☞ **動機づけ面接とは**

対象者の変わろうとする心の動きに焦点を当て、対象者が自発的に変化するように促す面接技法。

解　説

動機づけ面接（Motivational Interviewing；MI）は、問題飲酒者の治療法の一つとしてウィリアム・R・ミラー（William R. Miller）とステファン・ロルニック（Stephen Rollnick）によって開発されました[16, 17]。

内科医の短い外来のなかで、動機づけを行うには、患者の情報を効率的に入手する必要があります。

まずは、「開かれた質問」で患者の考え方を尋ね、否定せずに是認します。そのなかで、動機づけに使えそうな内容は、戦略的に聞き返すなどして、要約し、患者の気づきを促します。

聞き返しでは、相手の言葉をそのまま使うようにします。そうすることで、**自己動機づけ発言**（チェンジトーク）がみられるようになります。

要約する際の注意点としては、善悪の判断を保健医療従事者がしないことです。矛盾に気がついても、矛盾をそのまま並べて提示します。要約されることで、患者本人が矛盾に気がつき、行動変容のきっかけとなりえます。

迷っている場合には、行動変容するメリットとデメリットを挙げてもらい、比較してもらいます。

■表 1-14　動機づけ面接の 4 つの戦略

O	Open Ended Question（開かれた質問）	はい、いいえで答えられない質問をする
A	Affirm（是認）	よい、そうであると認める
R	Reflective Listening（聞き返し）	相手が答えた言葉を使って聞き返す
S	Summarize（要約）	答えが矛盾していても、答えの要旨をそのまま簡潔に提示する

| Keyword 1 |
| Keyword 2 |
| Keyword 3 |
| Keyword 4 |
| Keyword 5 |
| Keyword 6 |
| Keyword 7 |
| Keyword 8 |
| Keyword 9 |
| Keyword 10 |
| Keyword 11 |

Keyword 8　重要性

重要性の探り方

相　談

> 保「坂根先生、動機づけ面接の技法は、とても役立ちそうです。では、重要性を上げるためのアプローチを教えていただけますか？」
>
> 坂「普段はどうしているの？」
>
> 保「実は、重要性については、あまり聞いていないんです」
>
> 坂「たしかに、面と向かっては尋ねにくいかもしれないね」
>
> 保「どのように尋ねたらよいですか？」
>
> 坂「あなたは運動する重要性を感じていますか？　と、ストレートには尋ねにくいよね」
>
> 保「そうですね。もっと、マイルドに聞く方法はありますか？」
>
> 坂「まずは、本当のところ、どう思っておられるか、教えていただけますか？　と前置きしてみよう」
>
> 保「それはいいですね」
>
> 坂「そうすると、その後の質問がしやすくなるんだよ」
>
> 保「どのようにでしょうか」
>
> 坂「次に、重要性を感じているのかどうかという、イエス、ノーで答えられる閉じた質問ではなく、健康のために運動する重要性をどのくらい感じておられますか？　とても感じているを10点、全然感じていないを0点とすると、何点をつけられますか？　と数値化して尋ねてみるといいよね」
>
> 保「スケーリングクエスチョンですね」

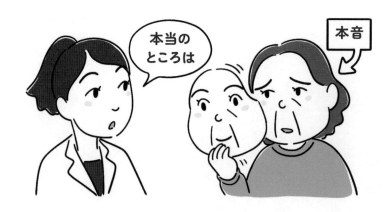

本当のところは

本音

1-1 初回面接

1-2 継続支援

2 保健指導

3 栄養指導

4 運動指導

5 糖尿病予防と重症化予防

使える理論⓬	重要性を高める

解　説

42 ページでも解説したとおり、行動変容する重要性を探る際、「やる気がありますか？」とイエスかノーで答えられる閉じた質問で聞いても効果的ではありません。

「運動する重要性をどのくらい感じておられますか？」と、対象者が重要性をどのくらい感じているかを数値化して聞きます。

加えて、相反する感情（アンビバレンス）を明らかにするために、行動変容するメリットとデメリットを比較してもらう（バランスシート）という方法や、どうしたらよいかよくわからない対象者には、架空の塀の向こうをのぞき見てもらうという方法もあります。

また、職場や生活環境ですぐに取り組む環境にない場合には、「今の段階では何もしない」という選択肢もあります。そういった場合でも、ちょっとしたきっかけで行動変容することはよくあります。

「もし、状況が変わったらどうしますか？」と確認しておくとよいでしょう。

■表 1-15　重要性を高める 5 つの方法

方法	具体例
1. 自己評価の質問	重要性（数値化・点数化）
2. バランスシートの作成	行動変容するメリットとデメリットを聞き出し、比較してもらう
3. 心配事	行動変容することについての心配事を探る
4. ミラクルクエスチョン	あり得ない奇跡が起こったと仮定して、理想となる自分や目標の方向性を探る 架空の塀の向こうをのぞき見てみる
5. 今は、何もしない	今は、何もしない。ただし、「状況が変わった場合は？」などの伏線を用意しておく

Keyword 1	
Keyword 2	
Keyword 3	
Keyword 4	
Keyword 5	
Keyword 6	
Keyword 7	
Keyword 8	
Keyword 9	
Keyword 10	
Keyword 11	

Keyword 8　重要性

重要性を高める保健指導

指導例

> 保「あなたにとって運動することはどのくらい重要ですか？　全く重要でないを0点、とても重要であるを10点とすると、何点をつけられますか？」（自己評価の質問）
>
> 対「そうですね。5点くらいですかね」（少し考えてから）
>
> 保「そうですか。運動する気持ちをもっておられてよかったです」
>
> 対「少しは運動しないと、と思ってはいるんですが……」
>
> 保「そうでしたか。運動することについて、よいこと、逆に、悪いことを教えていただけますか？」（バランスシートの作成）
>
> 対「そうですね。運動すると、体重は減るし、検査値もよくなると思います」
>
> 保「逆に、悪いことは何でしょうか？」
>
> 対「運動する時間がとれないし、疲れているときは運動したくないし、膝が痛いときもあるし、何か言い訳ばかりですね」
>
> 保「なるほど。よいこともあるし、悪いこともあるんですね」
>
> 対「そうなんです」
>
> 保「将来の健康のことを考えたとき、正直なところ、運動についてはどう思っておられますか？」

保健指導のポイント

- 重要性の点数が低い場合には、重要性を探るアプローチを試してみる
- よいことと悪いことを挙げてもらい、運動に対する考え方をもう一度見直してもらうのも一つ

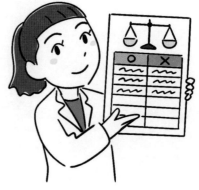

使える技法	バランスシート

解　説

　相反する感情（アンビバレンス）を明らかにするために、行動変容するメリットとデメリットを書き出して比較してもらうという方法があります。それが**バランスシート**です。

　決して、保健医療従事者が行動変容のメリットを強調したり、行動変容しないデメリットを強調したりしてはいけません。そうすると、対象者からの抵抗が強くなります。

　また、行動変容することについての心配事を尋ねておきます。バランスシートを作成したら、これからどうするかを一緒に考える姿勢を示すことが大切です。

■表 1-16　運動に関するバランスシート

よいこと（メリット）	悪いこと（デメリット）
●体重が減る	●運動はつらい
●体型がよくなる	●運動する時間をとるのは大変
●検査値が改善する	●汗をかくのが嫌だ
●体力が向上する	●膝が痛い
●スポーツパフォーマンスが上がる	●腰が痛い

1-1 初回面接
1-2 継続支援
2 保健指導
3 栄養指導
4 運動指導
5 糖尿病予防と重症化予防

Keyword
1

Keyword
2

Keyword
3

Keyword
4

Keyword
5

Keyword
6

Keyword
7

Keyword
8

Keyword
9

Keyword
10

Keyword
11

Keyword 9　自信	
課題❾	**自信がない**

保健医療従事者の悩み

　食事や運動指導をしていると、「間食をやめる自信がない」「運動する時間がない」などと答えられることがよくあります。そんな自信がないという人にはどんな声かけをしたらよいでしょうか。教えてください。

〈効果的ではない指導〉

- もっと自信をもって、頑張らないと……（すでに頑張っている人もいる）

- 将来のことを考えて、間食を控えたほうがいいですよ！
（あまり先のことを言っても相手の心に響かない）

〈対象者の思い〉

- 意志が弱いから、ダイエットなんて続かない

相　談

㊢「先生、間食がなかなかやめられない人がいて……」

㊚「そういう人がいるよね。やせたい、って口では言っているのに……」

㊢「そうなんです」

㊚「そんな人にはどんなふうにアプローチしているの？」

㊢「カロリーの少ない間食にしましょうなんて、言っているんですけど……」

㊚「そうしたら？」

㊢「量が少ないと食べた気がしなくて多く食べてしまうから、カロリーの少ない間食にする自信もないって……」

㊚「なるほど。それなら"自信を高めるアプローチ"をしてみるとよいかもしれないね！」

㊢「自信を高めるアプローチですか？」

㊚「そう。自信は、専門用語では"自己効力感"と言ったりします」

㊢「自己効力感ですね。それを高めるアプローチを教えてください」

㊚「その前に、なぜ自信がないのか、その理由を考えてみよう」

自信がない理由

1-1
初回面接

1-2
継続支援

2
保健指導

3
栄養指導

4
運動指導

5
糖尿病予防と重症化予防

解　説

「体重を減らす自信がない」「食生活を変える自信がない」「運動を続ける自信がない」「タバコをやめる自信がない」など、とにかく自信がないという対象者は多いものです。

過去の失敗の経験から、自信がないという人もいれば、完璧主義でハードルが高すぎるという人もいます。過去の失敗を恥じるのではなく、過去の失敗から学ぶ姿勢が大切です。なぜ失敗したのかを分析し、次の成功に向けての学習材料とします。

また、失敗するのを恐れて挑戦しない人もいます。そういった人には、失敗の少ない方法を伝授します。

過去にほめられた経験があまりないという人もいます。そういった人に対しては大いにほめたり、記録をつけ、自分の頑張りを自分で確認してもらうという方法もあります。

■表 1-17　自信がない人への対処法

自信のない理由	対処法
過去の失敗	過去の失敗から学ぶ
ハードルが高すぎる	目標を下げる
失敗するのが怖い	失敗の少ない方法から始める
成功した経験がない	とりあえず、始めてみる

Keyword
1

Keyword
2

Keyword
3

Keyword
4

Keyword
5

Keyword
6

Keyword
7

Keyword
8

Keyword
9

Keyword
10

Keyword
11

Keyword 9　自信

使える理論⓭	自己効力感

☞ **自己効力感とは**

　ある状況下において、目標を達成するための能力が自分にあると認識すること。つまり、「自分ならできる」と信じられる状態にあること。

相　談

> 保「先生、自己効力感と言われても何だかピンとこないのですが……」
>
> 坂「自己効力感は、セルフ・エフィカシー（self-efficacy）とも言うんだけど、ある状況下で必要な行動をうまくとれるかという自信のことなんだ」
>
> 保「自己肯定感とは違うんですか？」
>
> 坂「言葉は似ているけど、意味合いはだいぶ違うよね。自己肯定感は、できる・できないにかかわらず、ありのままの自分の存在を肯定して、"自分には価値がある"と感じていることだからね」
>
> 保「なるほど。それでは、対象者に自己効力感があるかどうかは、どのように尋ねたらよいですか？」
>
> 坂「自信がありますか？　と尋ねても、はい、自信あります！　って胸を張って答える人は少ないからね」
>
> 保「そうですね。少しだけ、って答える人が多いと思います」
>
> 坂「そんなときは、どれくらい自信があるのかを客観的にするために、数値化した質問をしてみるといいよ」
>
> 保「あ、スケーリングクエスチョンですね」
>
> 坂「そう。全く自信がないを０、とても自信があるを10と、数値化して尋ねてみましょう」
>
> 保「でも、どのように評価したらよいですか？」
>
> 坂「日本人は控えめな人も多いから、８点以上ならかなり自信があると判断して、頑張ってやってください！　と送り出してもいいね。6〜7点の場合は、少し自信が足りないので、一緒に工夫を考えてあげるといいね」
>
> 保「4〜5点なら？」
>
> 坂「自信が足りないので、かなり工夫が必要かもしれないね」
>
> 保「では、3点以下なら？」
>
> 坂「おそらく、その行動目標では失敗すると思うよ。だけど、その行動目標にチャレンジしようと思ったことをほめてあげてね。そして、それを成功させるためのアイデアを行動目標にしておくといいよね」

自己効力感を高める要因

解　説

　自己効力感とは、ある行動をうまくやることができる自信のことです。この概念はカナダの心理学者であるアルバート・バンデューラ（Albert Bandura）が提唱しました。

　自己効力感は、起こったときの心理状態によって異なることがあります。

　たとえば、前向きな心理状態のときは楽観性が高くなるため、自己効力感が高くなります（情緒的覚醒）。逆に、後ろ向きな心理状態のときには、失敗するのではないかと恐れるために、自己効力感は低くなりがちです。

　また、以前に成功した経験があると、自己効力感は高くなります（個人的達成）。

　ほかの人が成功しているのを観察することでも、自己効力感が高まります（代理学習）。あの人でもできるのなら、自分にもできるに違いないと思うことから、自己効力感が高まるわけです。

　保健指導でよく使われるのは、「あなたならできますよ！」と励ますことです（社会的説得）。

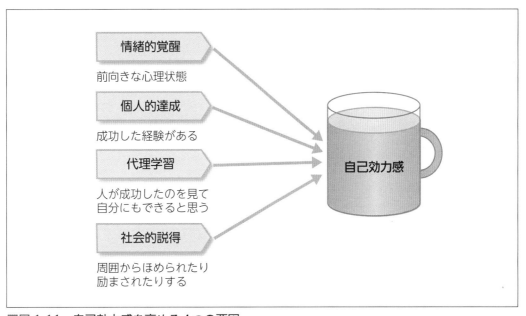

■図 1-11　自己効力感を高める４つの要因

1-1 初回面接

1-2 継続支援

2 保健指導

3 栄養指導

4 運動指導

5 糖尿病予防と重症化予防

Keyword 9　自信

自信を高める保健指導

指導例

保「あなたにとって間食をやめる自信はどのくらいありますか？　全く自信がないを0点、とても自信があるを10点とすると、何点をつけられますか？」
対「そうですね。……3点、いや2点くらいですかね」（少し考えてから）
保「よかったです。0点じゃなくて」
対「ハハハ……。体重が減らないのは、間食が原因だということはよくわかっているんです」
保「全く間食をやめることはできなくても、減らすとか、食べない日をつくるというのはどうでしょう？」
対「週に1日か2日ならがまんできるかなぁ」
保「無理せず、週に1日から始めてみましょう」
対「それなら、やれる自信は6点ですかね」
保「だいぶ点数が上がりましたね。ほかに何か間食を控える工夫、ありませんかね」（アイデアを出し合うブレインストーミングに入る）
対「そうですね。おからクッキーやカロリーの低いお菓子も試してみたんですけど、続かなくて」（過去の失敗を話す）
保「そうでしたか。ちゃんと工夫していらっしゃったんですね。やはり、お気に入りのお菓子でないと満足できないのかもしれませんね」
対「そうかもしれません」
保「ほかに、何か工夫できることはありますか？」
対「そうですね」（さまざまなアイデアを出す）
保「それで成功した人もいますよ！　具体的には……」（代理学習）
保「あなたならきっとやれると思いますよ！」（社会的説得）

保健指導のポイント

- 自己効力感を測るため、目標を達成する自信がどのくらいあるか、数値化して聞く
- 自己効力感の点数が低いときは、設定目標を下げたり、点数が上がるような工夫を一緒に考える
- ブレインストーミングは、できるだけ相手にアイデアを出してもらう

自己効力感を高める方法

1-1
初回面接

1-2
継続支援

2
保健指導

3
栄養指導

4
運動指導

5
糖尿病予防と重症化予防

解　説

　自己効力感を高めるには、まず、「もし、間食をやめるとしたら、自信はどのくらいありますか？」と、自信の程度を 0 から 10 の間でどのくらいなのか、数値化して自己評価してもらいます。

　「過去にどんなダイエット法を試したことがありますか？」「その結果は？」と過去の成功と失敗について知ることも、自己効力感を高める材料を探すヒントになります。失敗したダイエットであったとしても、一度は試したのですから、継続する工夫があれば成功する可能性もあります。

　ここでは、対象者と一緒に自由な発想で考えるブレインストーミングが有効です。実行できなくてもよいので、とにかくさまざまなアイデアを出すことが大切です。こちらから提案するのではなく、なるべく、対象者から出してもらうように促します。アイデアは対象者のなかにすでにあるかもしれないし、新たにつくり出す必要があるかもしれません。

　周りの協力を得るなど、社会的サポートも自信を高めます。

　「とにかくやってみる」という方法も一つです。

■表 1-18　自己効力感を高める 5 つの方法

方法	例
1.　自己評価	自信の程度を数値化する
2.　過去の成功と失敗	過去のダイエット経験と結果を聞く
3.　ブレインストーミング	選択肢を増やすために、第三者の話など、さまざまなアイデアを出してもらう
4.　サポート	周りの協力を得る。一緒に挑戦する人を探す
5.　トライ＆エラー	とにかく挑戦してもらい、やってみてダメならやり方を改善する

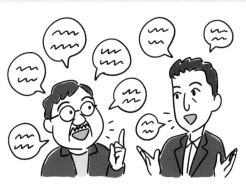

Keyword
1

Keyword
2

Keyword
3

Keyword
4

Keyword
5

Keyword
6

Keyword
7

Keyword
8

Keyword
9

Keyword
10

Keyword
11

Keyword 10　先延ばし	
課題❿	**やってくれない**

保健医療従事者の悩み

　行動目標を決めたのに、言い訳をして先延ばしにして、なかなか行動目標に取り組んでくれない対象者がいます。そういった人へは、どのようにアプローチしたらよいでしょうか。

〈効果的ではない指導〉
- 言い訳ばかりしないで、真剣に取り組んでもらえませんか（対象者の気持ちを汲み取っていない）
- 先延ばしにしないで、できることから始めませんか

〈対象者の思い〉
- できることから始めてと言われても、それがなかなか難しい

相　談

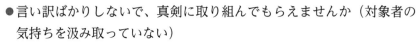　「先生、対象者と話して、一応、行動目標は決めたんですけど……」

　「それで？」

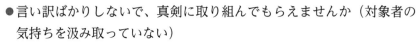　「いろいろ言い訳されて、なかなか取り組んでくれなくて」

　「なるほど。いろいろ言い訳して、先延ばしにしているんだね」

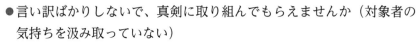　「そうなんです。そんな人には、どのようにアプローチしたらよいでしょうか？」

　「先延ばしにする理由はいろいろあると思うけど、どんな言い訳が多いですか？」

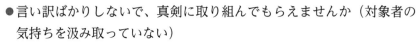　「今は忙しいとか、やることがいろいろあってできない、とかが多いです」

　「そんなときには、"コーチング"が役立つかもしれないね」

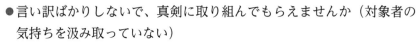　「コーチングを、どのように使ったらいいんでしょうか？」

　「それを説明する前に、まずは、先延ばしにする理由を考えてみよう」

先延ばしする理由

1-1 初回面接

1-2 継続支援

2 保健指導

3 栄養指導

4 運動指導

5 糖尿病予防と重症化予防

解　説

　問題をすぐに解決しようとせず、先延ばしにする理由は、人によりさまざまです。

　すぐにできそうもないし、失敗したらどうしようかと考えだすと、行動するのが先延ばしになります。そして、支援者に対して「時間がない」「天候が悪い」「自信がない」「今、やるべきことがある」など、さまざまな言い訳を始めます。

　たとえば、「時間がない」とタイムスケジュールの話をされる人には、「いつ頃、仕事が一段落されますか？」と尋ねてみましょう。

　「天候が悪い」など、自分以外に阻害因子を持っている人には、目標を立てる際に「天候が悪いときにはどうしましょうか？」と、事前に対策を立てておきます。

　「自信がない」という人には、57ページで紹介した自己効力感を高めるアプローチを行って、行動を起こす準備を始めてもらいましょう。

　「今、抱えている問題があってできない」という人には、「その問題を解決してからと思っても、またすぐ新しい問題が生じるかもしれません。それなら、やろうと思った今、何か始めてみませんか」と、促してみましょう。

　先延ばしにしないコツは、やろうと思ったらすぐに取り組むことです。

■表 1-19　先延ばしする理由と対策

分類	言い訳	対策
時間	仕事が忙しくて時間がないので……	●いつ頃、仕事が一段落されますか？ ●時間を管理するのも仕事のうちですね
天候	天候が悪いので……	●天候が悪いときでも、できる方法を一緒に考えてみませんか？
自信	今の状況で生活習慣を改善する自信がないので……	●もし、状況が整ったら何をしたいですか？ ●生活習慣を改善する準備をしておきませんか？
問題	今、抱えている問題があるので……	●今の問題が解決しても、また新しい問題が生じるかも。今すぐに、何か始めてみませんか？

Keyword
1

Keyword
2

Keyword
3

Keyword
4

Keyword
5

Keyword
6

Keyword
7

Keyword
8

Keyword
9

Keyword
10

Keyword
11

Keyword 10　先延ばし	
使える理論⓮	コーチング

☞ **コーチングとは**

　コーチングは、受ける側が答えをもっていて、その答えを自ら導き出せるように指導者がサポートすることです。指導者と受ける側が双方向に対話しながら行う指導。対して、ティーチングは、指導者が答えをもっていて、それを教えることで、指導者から受ける側への一方通行の指導となります。

相　談

🔵 「Keyword 4 の結果説明のところで説明しましたが、対象者に答えや解決法を教えるのがティーチングなのに対し、対象者から答えや解決法を導き出すのがコーチングでしたね（24 ページ）」

🔵 「たしか、対象者が生活習慣病や行動変容の知識やスキルがない場合には、ティーチングが有効でした」

🔵 「そのとおり。それに対して、対象者の能力が高く、課題の難度が高い場合にコーチングが力を発揮します。ところで、コーチの語源を知ってる？」

🔵 「いいえ、知りません」

🔵 「コーチの語源は、貴族や大切な物を運ぶサスペンション付きの 4 輪馬車をつくったハンガリーのコチ（Kocs）という町の名前に由来しているんだ」

🔵 「へぇ、町の名前からきているんですね」

🔵 「そうなんだ。〈大切な人や物を目的地まで届ける〉ことから、相手の目的を達成させるという意味に転じて、『コーチング』という言葉が生まれたんだ」

🔵 「そうだったんですね。私もティーチングとコーチングを上手に使い分けて、指導できるようになりたいです」

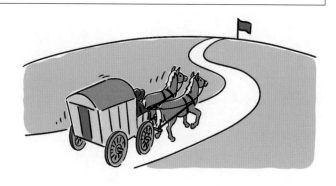

1-1
初回面接

1-2
継続支援

2
保健指導

3
栄養指導

4
運動指導

5
糖尿病予防と
重症化予防

コーチングとティーチングの使い分け

解　説

　対象者に答えや解決法を教えるのがティーチングなのに対し、答えや解決法を引き出すのがコーチングです（表1-20）。

　対象者の能力が高く、課題の難度が高い場合にコーチングが力を発揮します。

　しかし、対象者が、生活習慣病や、行動変容の知識やスキルがない場合には、ティーチングとの併用が必要となります。

　「コーチ」の語源は貴族や大切な物を運ぶサスペンション付きの4輪馬車をつくったハンガリーのコチ（Kocs）という町の名前から。「大切な人や物を目的地まで届ける」ことから、相手の目的を達成させるという意味に転じ、コーチングという言葉が生まれました。

　ティーチングとコーチングの違いは関係性、受ける側の態度、答えや解決法にあります。コーチングでは対象者と対等な関係をもち、自律性を重視します。こちらから教えるというよりは尋ねながら、対象者の気持ちのなかにある考え方（答え）を引き出します。

　皆さんも、対象者を大切なところに届ける気持ちで取り組んでみてはいかがでしょうか。

■表1-20　ティーチングとコーチングの違い

	ティーチング	コーチング
関係性	上下関係、依存	対等な関係、自律
受ける側の態度	受動的	能動的
答えや解決法	教える	引き出す

Keyword
1

Keyword
2

Keyword
3

Keyword
4

Keyword
5

Keyword
6

Keyword
7

Keyword
8

Keyword
9

Keyword
10

Keyword
11

Keyword 10　先延ばし

コーチングを用いた保健指導

指導例

「あなたにとっての糖尿病治療におけるゴールは何でしょうか？」（目標の明確化）

「やはり、失明や透析をしなければならないような合併症を起こしたくないので、HbA1c を 7 % 未満にしたいです」

「なるほど。それを達成するために、今、どのようなことに取り組んでおられますか？」（現状の把握）

「仕事で夜が遅くなるので、夕食の量は少なめにしています。ですが、運動がなかなかできなくて」

「そうなんですね。運動にもいろいろありますが、ウォーキング、自転車、筋トレ、体操など、どんなものに取り組んでみたいですか？」（選択肢を提示）

「全部できればいいんでしょうが、まずは、歩くことから始めてみたいと思います」

「それはいいですね。運動しなければという気持ちをもっておられるんですね。安心しました。まずは、歩くこと、ですね。はじめの一歩として、どんな形で取り組みますか？」（意志の確認）

「そうですね。通勤時に 1 つ手前のバス停で降りて歩いてみます」

「それはいいですね。どのくらい歩数が増えたか教えてください」

「わかりました。頑張って、歩く歩数を増やしてみます」

保健指導のポイント

● ノウハウとスキルだけを提供するのがコーチングではない

● GROW モデル（63 ページ）を用いてコーチングのステップを確認する

<table>
<tr><td>使える理論⑮</td><td>GROW モデル</td></tr>
</table>

解　説

　コーチングを進めるにあたって、GROW モデルを知っておくと便利です。

　GROW モデルとは、コーチングで用いられる基本モデルで、目標達成を効果的にサポートする４つのプロセスの頭文字をとって、そう呼ばれています。

　まずは、「〜について、本当のところ、どう思っておられますか？」と目標を明確化します（G = Goal）。

　次に、「どこが一番難しいですか？」など現状の把握（R = Reality）や「そのために誰かにサポートしてもらうことはできますか？」など資源を探します（R = Resource）。

　そして、「過去にうまくいった方法はありますか？」など選択肢をリストアップします（O = Options）。

　最後に、「まず、何から始めましょうか？」と本人の意思を確認します（W = Will）。

　GROW モデルは、コーチングの基本スキルですから、大いに活用して、対象者の目標達成をサポートしてみてください。

■表 1-21　GROW モデルの４つのプロセス

G	Goal	目標の明確化
R	Reality Resource	現状の把握 資源の発見
O	Options	選択肢をつくる
W	Will	意志の確認

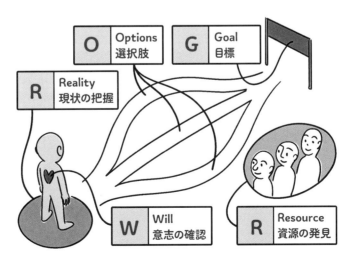

Keyword 11　受診勧奨	
課題⑪	**医療機関を受診してくれない**

保健医療従事者の悩み

健診結果が「要医療」なのに、医療機関をなかなか受診してくれない人がいます。そういった人へのアプローチ法を教えてください。

〈効果的ではない指導〉

- 検査値が「要医療」の区分なので、受診してください
- どこか医療機関を受診してください

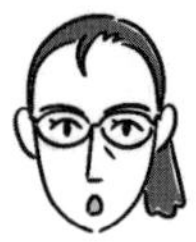

〈対象者の思い〉

- どのくらい悪いのかがわからない
- どこを受診したらよいのかがわからない

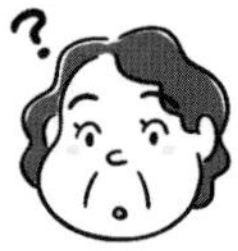

相　談

保「先生、検査値が受診する値なのに、なかなか医療機関を受診してくれない人がいて困っています」
坂「それは困ったね」
保「そうなんです。どうしたらいいんでしょうか」
坂「今までは、どうしていたの？」
保「どこか受診してくださいって何度か言っているんですけど」
坂「そう言ったら？」
保「今は忙しいとか、どこに受診したらいいかわからないなんて、いろいろ言われて……」
坂「なるほど。その問題を解決するには、“ナッジ”が役立つかもしれないね」
保「ナッジ？　それはどんな理論なんですか？」
坂「それを説明する前に、医療機関を受診してくれない理由について考えてみよう」

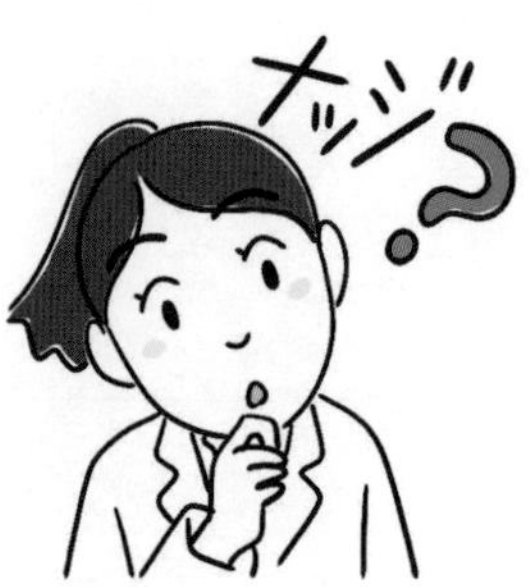

受診したくない理由と対策

1-1 初回面接

1-2 継続支援

2 保健指導

3 栄養指導

4 運動指導

5 糖尿病予防と重症化予防

解　説

　医療機関を受診したくない理由は、人によりさまざまです。ただ単に、受診するのを忘れていたという人もいれば、何か理由がある人もいます。

　「いつかは受診しようと思っていたが、そのままになっていた」という人が意外と多いものです。「面倒なことは後で考えよう」と、受診するのを面倒だと思っている人は、何事も後回しにする傾向があるので注意が必要です。

　なかには、医療機関を受診すると悪い結果が出るのではないか、と極度に不安に思っている人もいます。そういうタイプの人には、不安を軽減させるアプローチが有効です。

　逆に、「病院に行くほどではない」とたかをくくっている人もいます。そういった人に対しては、検査結果の意味を再度、説明する必要があります。

　まずは、「検査値が要医療となっていますが、医療機関を受診したくない理由が何かありますか。今後のこともあるので教えてもらえると幸いです」と、医療機関を受診したくない理由を確認してみましょう。受診したくない理由がわかれば、対策が立てやすくなります。

■表 1-22　医療機関を受診したくない理由と対策

理由		対策
先延ばし	受けなければと思っていたが、そのままになっていた。受診するのが面倒だ	●いつどこの医療機関に受診するのかを決める ●夜間や土曜日に受診できる医療機関を探す
不安	検査結果を知るのが怖い	●相談しやすい、かかりつけ医をつくる ●生活習慣の改善に取り組みながら、医療機関を受診する
過小評価	そんなに悪くないから、受診する必要はない	●検査結果の意味について再度、説明する ●疲れやすいなどの自覚症状がないか、再度、確認する

Keyword
1

Keyword
2

Keyword
3

Keyword
4

Keyword
5

Keyword
6

Keyword
7

Keyword
8

Keyword
9

Keyword
10

Keyword
11

Keyword 11　受診勧奨	
使える理論⓰	**ナッジ理論**

☞ **ナッジ理論とは**

　直感に訴えて、自発的な行動を促す理論。選択の自由を与えつつ、自然な形でよりよい選択を促す。

相　談

> ㉒「ナッジって、どんな理論なんですか？」
>
> ㉝「"ナッジ（Nudge）"というのは、もともとは「肘で軽く突く」という意味なんだ」
>
> ㉒「肘で軽く突く、ですか？」
>
> ㉝「有名なのは、男性用の公衆トイレの小便器に描かれたハエだよね」
>
> ㉒「あっ、オランダの空港のトイレに描かれて、尿の飛散が減ったというニュースがありました。最近、日本でもトイレにいろいろな絵が描かれていますよね」
>
> ㉝「そうだね。あのデザインのおかげで、なんとトイレの清掃費が8割も減ったといわれているんだ」
>
> ㉒「えっ、そうなんですか。たしかに、あのイラストがあると知らないうちに集中するので、清掃費が減るかもしれませんね」
>
> ㉝「"狙いを定めて、一歩前へ"の張り紙より有効かもしれないね」
>
> ㉒「たしかに」
>
> ㉝「人が何かをする際には、論理的に考えることもあるけど、直感的に決めることも多いので、その意思を決定する際のデザインを工夫して、自発的に行動を促すのが『ナッジ理論』なんだ」
>
> ㉒「健診とかでも使えますか？」
>
> ㉝「すでに健診でもよく利用されているよ」

ナッジとパターナリズムとリバタリアニズム

解　説

　ナッジ（Nudge）とは、もともとは「肘で軽く突く」という意味で、行動経済学の分野では、自発的に行動を促すための戦略のことをいいます[18-20]。

　2017 年にノーベル経済学賞を受賞した、リチャード・セイラー（Richard H. Thaler）教授の本の表紙になったゾウのイラストが有名です。

　母ゾウが、子ゾウに前に歩くよう、そっと後押しする様子が描かれています。

　それに対して、あるべき姿を示して強制的に導いていくのを「パターナリズム（Paterna-lism）」、個々を尊重して自主性に委ねるのを「リバタリアニズム（Libertarianism）」といいます。リバタリアニズムの場合は、放任主義にならないように注意が必要です。

　また、ナッジの方法として、選択肢を提示して誘導する枠組みナッジ、意思決定に必要な情報を提供する情報ナッジ、リマインダーを送付する補助ナッジがあります。

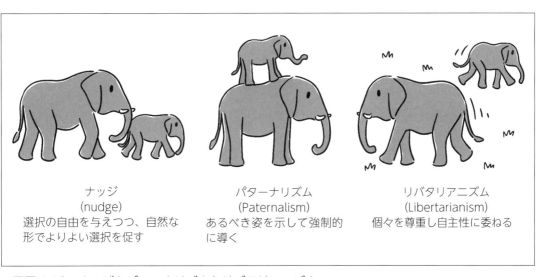

ナッジ
(nudge)
選択の自由を与えつつ、自然な形でよりよい選択を促す

パターナリズム
(Paternalism)
あるべき姿を示して強制的に導く

リバタリアニズム
(Libertarianism)
個々を尊重し自主性に委ねる

■図 1-12　ナッジとパターナリズムとリバタリアニズム

Keyword
1

Keyword
2

Keyword
3

Keyword
4

Keyword
5

Keyword
6

Keyword
7

Keyword
8

Keyword
9

Keyword
10

Keyword
11

Keyword 11　受診勧奨

ナッジを用いた保健指導

指導例

> 保「先日の検査結果を見られて、受診される病院はお決まりですか？」
>
> 対「まだ、決めていないんですけど」
>
> 保「そうでしたか」
>
> 対「そんなに検査結果が悪いんでしょうか……」
>
> 保「もしかしたら、医療機関にかからなくてもよいかなと思っておられたんですか？」
>
> 対「実はそうです。仕事が忙しくて、後回しになっていて……」
>
> 保「なるほど。それでは、検査結果について、もう一度、説明させていただきますね」（検査結果について再度説明）
>
> 対「そうですか。一度、医療機関を受診して、薬が必要かどうか、診断してもらう必要があるということですね」
>
> 保「そうですね。どこか受診しやすい医療機関はありますか？」
>
> 対「とくにありませんが、やっぱり、大きな病院のほうがよいんでしょうか？」
>
> 保「いいえ。気軽に相談できる所がおすすめですよ。家の近くか、あるいは会社の近くとか」（タイムリーに伝える）
>
> 対「仕事が遅くなるときもあるので、会社の近くがよいです」
>
> 保「会社の近くですね。予約制の所か、それともいつでも行けるように予約制じゃないほうがいいですか？」（魅力的なほうはどちらか）
>
> 対「そうですね。予約制のほうがよいです」
>
> 保「そうすると、このような医療機関がピックアップされてきますね。これを参考にして選んでいただくのはどうですか？」（選択肢を絞って簡単に）
>
> 対「なるほど。ありがとうございます」
>
> 保「今度、どこを受診されたか、どんな感じだったかを教えてください」
>
> 対「はい。わかりました」

保健指導のポイント

● ナッジでは、簡単（Easy）、魅力的（Attractive）、社会的（Social）、タイムリー（Timely）を意識する。これらの頭文字をとって EAST という

保健指導は EAST を意識する

1-1 初回面接

1-2 継続支援

2 保健指導

3 栄養指導

4 運動指導

5 精度管理と推進事務

解　説

　健診分野でも、ナッジ理論が用いられるようになってきました。

　まずは、簡単・簡便であること。健診の申し込み方法を簡便にしたり、がん検診とセットにしたりしている自治体があります。

　選ばなくてよいのは最強の選択肢です。飲食店などで本日のおすすめメニューが人気なのは、あれこれ考えずに選ばなくてよいからです。

　行動経済学では、得る喜びよりも、失う痛みのほうが大きいと考えます。そのため、大腸がん検診を受けないと、検査キットが送付されない旨を記載することで、検診受診率の増加が期待されます。

　また、みんなの動向は誰でも気になるものです。検診を受けている人が多いといえば、社会的なプレッシャーとなり、行かなきゃという気分にさせやすくなります。

　ポスターなどには、ピクトグラムのようなイラストを使ってわかりやすく、タイムリーに伝えるのも有効です。

■表 1-23　EAST を意識した健診勧奨のアイデア例

Easy（簡単）	がん検診とセットにする
Attractive（魅力的）	健診を受けないと、来年は特典が得られないことを強調する
Social（社会的）	みんなが受けていることを示す
Timely（タイムリー）	タイムリーに情報を伝える

受診勧奨のチラシを作成するポイント

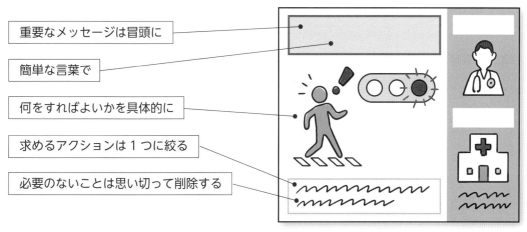

重要なメッセージは冒頭に

簡単な言葉で

何をすればよいかを具体的に

求めるアクションは 1 つに絞る

必要のないことは思い切って削除する

保健指導に役立つ
キーワードと理論

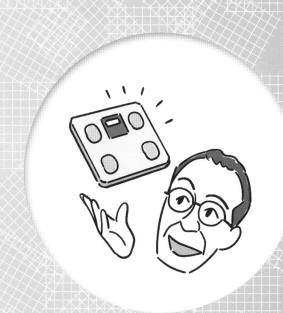

個別の課題から考える

　第1章では、「保健指導の流れ」から課題を整理しました。第2章では、より個別的な課題から考えて、使えるキーワードと理論を解説していきます。

対象者と相性が合わない!?

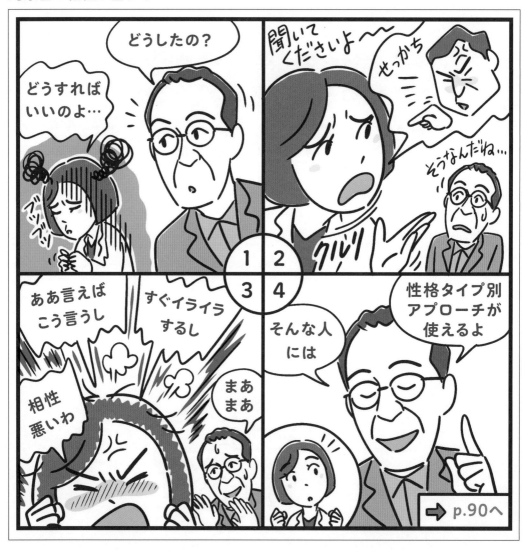

➡ p.90へ

保健指導で役立てる理論とツール

■表 2-1　保健指導で使えるキーワードと理論

	キーワード	課　題	使える理論・ツール
1	減量目標	減量目標が決まらない	目標の明確化
2	減量予測	減らすべきカロリーはどれくらい？	減量シミュレーション
3	ダイエット法	手軽なダイエット法はあるの？	体重測定
4	測定せず	毎日、体重を測定できない	セルフモニタリング
5	目標が立たず	何から始めたらよいかわからない	優先順位の決定
6	意志薄弱	意志が弱い	WOOP の法則
7	相性	対象者と相性が合わない	性格タイプ
8	マンネリ化	保健指導がマンネリ化してきた	性格タイプ別ダイエット
9	せっかち	せっかちな人が苦手	赤色タイプ
10	アバウト	アバウトな人が苦手	黄色タイプ
11	おとなしい	はっきりしない人が苦手	緑色タイプ
12	クール	きちんとした人が苦手	青色タイプ
13	沈黙	沈黙が怖い	目の動き
14	判定に不服	なぜ呼ばれたかわかっていない	判定フロー
15	怒り	腹を立てている	アンガーマネジメント
16	睡眠不足	睡眠不足がたまっている	睡眠負債
17	個別支援に限界	グループ支援の効果は？	グループ支援
18	第 4 期対策	第 4 期における ICT の活用は？	ヘルスケアアプリ

1-1 初回面接
1-2 継続支援
2 保健指導
3 栄養指導
4 運動指導
5 糖尿病予防と重症化予防

Keyword
1

Keyword
2

Keyword
3

Keyword
4

Keyword
5

Keyword
6

Keyword
7

Keyword
8

Keyword
9

Keyword
10

Keyword
11

Keyword
12

Keyword
13

Keyword
14

Keyword
15

Keyword
16

Keyword
17

Keyword
18

Keyword 1　減量目標	
課題❶	**減量目標が決まらない**

保健指導者の悩み

　減量目標がなかなか決まらない人がいます。減量目標をどのように決めたらよいのでしょうか。

〈効果的ではない指導〉

- できるだけやせましょう！（数値目標がなく、指示が曖昧）
- 減量目標はどのくらいにしましょうか？（減量の目的が明確でないので決められない）
- とりあえず、2 kg ぐらいやせましょうか（目標が定かではない）

〈対象者の思い〉

- できるだけならやっている
- どのくらいやせればよいのかわからない
- とりあえず 2 kg って……、2 kg の根拠は？　その先は？

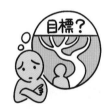

相　談

- 保「保健指導をしていて、検査結果の説明をした後、減量目標を決めるのですが、それが、なかなか決まらない人がいて……」
- 坂「なるほど。そんなときにはどうしているの？」
- 保「減量の目標はどのくらいにしましょうか？　と本人に尋ねてみるのですが、実現不可能な目標を立てる人とかもいて」
- 坂「それは困ったね」
- 保「はい。なので、とりあえず、2 kg ぐらいやせましょうか？　などと妥協できる点を探って提案しているのですが……。何かよい方法はありませんか？」
- 坂「それなら、まずは、やせる目的を明確にしてみよう」

使える理論❶	目標の明確化

解　説

　減量目標が決まらない理由は、人によってさまざまです。減量への動機づけができていない場合もあれば、何となくやせたいと思っている場合もあります。

　特定健診・特定保健指導では、心血管疾患の危険因子の改善に現在の肥満体重の 3％減がすすめられています。

　たとえば、60 kg なら 1.8 kg、70 kg なら 2.1 kg、80 kg なら 2.4 kg の減量が目標になります。

　海外のガイドラインでは、ライフスタイルによる減量目標は 5〜10％がほとんどです [21]。これは、肥満による合併症の改善と、実際に減量維持できるバランスをとっているからです。

　つまり、無理をしてやせてもリバウンドしたりして長続きしないと考えているのです。

　現在では、肥満の外科的治療が進んできたので、さらに減量できる人も増えてきました。

　一方、精神疾患などを伴い減量が困難な場合には、現在の体重を増加させない、つまり、現在の体重を維持する「体重増加予防プログラム」を提供する場合もあります。

■表 2-2　減量目標の設定例

減量目標	事　例
体重維持	●精神疾患などにより減量が困難な場合
3％減	●心血管疾患の危険因子（血圧、血糖、脂質）の改善 ●糖尿病の予防
5〜10％減	●海外のガイドライン ●脂肪肝の改善、量的肥満に伴う合併症の改善
15％以上減	●睡眠時無呼吸症候群の CPAP（持続腸圧呼吸療法）離脱

1-1 初回面接
1-2 継続支援
2 保健指導
3 栄養指導
4 運動指導
5 糖尿病予防と重症化予防

Keyword
1
Keyword
2
Keyword
3
Keyword
4
Keyword
5
Keyword
6
Keyword
7
Keyword
8
Keyword
9
Keyword
10
Keyword
11
Keyword
12
Keyword
13
Keyword
14
Keyword
15
Keyword
16
Keyword
17
Keyword
18

Keyword 2　減量予測

課題❷	減らすべきカロリーはどれくらい？

保健指導者の悩み

　学習教材を用いて、減量目標まで減らさなければならないエネルギー量を計算しています。この値は本当に正しいのでしょうか。この計算だと、ずっと体重が減り続けるような気がしますが、実際には止まります。

〈効果的ではない指導〉

　●減らさなければなならないカロリーを計算してみましょう

〈対象者の思い〉

　●カロリーを計算するのは面倒

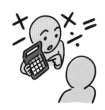

相　談

㊛「先生、減らすべきカロリーについて教えていただけますか？」

㊝「どんなこと？」

㊛「体重を1kg減らすのに、約7,000kcalが必要だということで、食事で減らすカロリー、運動で消費する消費カロリーを決めて、目標設定しているのですが、この計算式って合っているんですか？」

㊝「どうしてそう思うの？」

㊛「この計算だと、ずっと体重は減り続けますよね。でも実際には、最初は体重が減っていくけど、途中で停滞する人がいます」

㊝「たしかに、そうだよね。減量すると基礎代謝も落ちて、適応現象も起きるのに加えて……」

㊛「加えて？」

㊝「年齢や性別、そして最初の体重によっても減量のペースが変わるんだよ」

㊛「それを考慮した計算方法ってあるんですか？」

㊝「あるよ」

㊛「それを教えてください！」

使える理論❷	減量シミュレーション

解　説

　脂肪 1 g に約 9 kcal があり、体脂肪に水分が約 2 割含まれているので、体脂肪 1 kg には約 7,000 kcal（≒ 9,000 × 0.8）のエネルギーが貯蔵されていると考えます。

　体脂肪 1kg（約 7,000 kcal）を 1 か月で落とすための 1 日の消費カロリーは、7,000 ÷ 30 ≒ 233 kcal となります。これを続ければ、3 か月で 3 kg、1 年で 12 kg やせるはずですが、現実にはそうはなりません。減量すると、人間の身体は適応現象が起き、ある程度たつと体重は一定となります。

　『日本人の食事摂取基準（2020 年版）』にも、体重が 76.6 kg の人が、100 kcal のエネルギーを減らしたとすると、約 2 kg の体重減少で安定することが示されています（図 2-1）。この体重減少量は年齢、性別、初期体重によって異なります。それらに配慮した「Weight loss predictors」というのもあります[22-23]。しかし、これも平均値を示しているにすぎません。

　私たちは Digital twin を用いて、減量効果をシミュレーションできるシステムの開発に取り組んでおり、将来的には対象者に合った食事療法を提示して個別に減量効果が予測できるようになるでしょう。

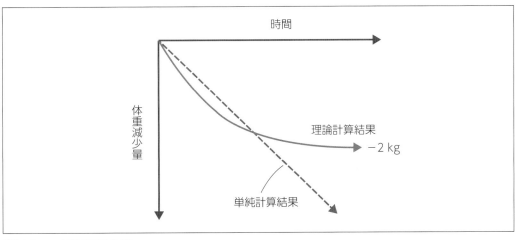

■図 2-1　減量予測曲線

Keyword
1

Keyword
2

Keyword
3

Keyword
4

Keyword
5

Keyword
6

Keyword
7

Keyword
8

Keyword
9

Keyword
10

Keyword
11

Keyword
12

Keyword
13

Keyword
14

Keyword
15

Keyword
16

Keyword
17

Keyword
18

Keyword 3　ダイエット法	
課題❸	手軽なダイエット法はあるの？

保健指導者の悩み

　ちまたには、さまざまなダイエット法がありますが、手軽なダイエット法はないのでしょうか。それも、エビデンスに基づいたダイエット法を知りたいです。

〈効果的ではない指導〉
- ●自分に合ったダイエット法を見つけてください（丸投げしている）
- ●無理のないダイエット法がおすすめです（具体的ではない）

〈対象者の思い〉
- ●自分に合ったダイエット法なんてわからない
- ●無理のないダイエット法があるなら教えてほしい

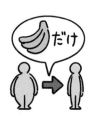

相　談

㋫「対象者から何か手軽なダイエット法がないかって、よく聞かれるんですけど……」

㋠「そんなときは、どう答えているの？」

㋫「それが困ってしまって。ダイエット法はいろいろあるんですけどね。食事とか運動とか、自分に合ったダイエット法を見つけてください、なんて適当に答えてしまっています」

㋠「その説明をすると、反応はどうなの？」

㋫「がっかりした顔をされます」

㋠「なるほど。そんなときには、どんなダイエット法にも役立つ方法を紹介できるとよいよね」

㋫「そんな方法があるんですか？」

㋠「体重測定だよ」

㋫「えっ、体重測定ですか？」

㋠「体重計を上手に使ってもらうんだよ」

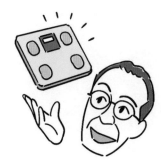

使えるツール❶	体重測定

解　説

　メタボや糖尿病予防の介入研究では、体重計が介入ツールとしてよく用いられています。これは、体重が増えていると、体重計にのりたくない、認めたくない、結果を見たくないという心理がはたらくからです。

　逆に、ダイエットに取り組むと、効果がすぐに認識できるので、のる回数が増えることにもつながります。

　対象者は少なくとも年に 1 回、健康診断のときに体重を測定しています。これを月に 1 回、週に数回、毎日、朝晩などに増やすことで減量効果を高めることが期待できます。体重測定が最も手軽で簡便なダイエット法といえるでしょう。

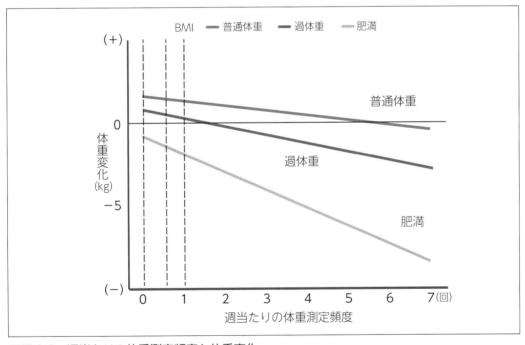

■図 2-2　週当たりの体重測定頻度と体重変化

Keyword 4　測定せず

課題❹	毎日、体重を測定できない

保健指導者の悩み

体重測定を保健指導に用いています。でも、「毎日、体重を計ってください」と言っても、なかなか計ってくれません。どうしたらよいでしょうか。

〈効果的ではない指導〉

- 毎日、体重計にのってください！

〈対象者の思い〉

- 毎日体重を計るなんて面倒くさい
- 昨日は飲みすぎ、食べすぎたから体重を計りたくない

相　談

保「先生、体重測定のすすめ方について教えていただけますか？」
坂「どんなこと？」
保「ダイエットを成功してもらうために、毎日、体重を計ってほしいと思って、毎日、体重計にのってください！　って言っているんですけど、なかなかうまくいかなくて……」
坂「たとえば、週に５回測定している人には何て言っているの？」
保「頑張って週に５回測定されましたね」
坂「最初は、ほめているんだね。その後は？」
保「今度は、毎日、測定しましょうって」
坂「なるほど。最後に、毎日測定を、って言うと、週に５回測定したことを否定されている気がするんだよ」
保「そうなんですか。どう答えたらよいですか？」
坂「まずは、週に５回、体重を計ってみた感想を聞いてみよう」
保「それ聞いていませんでした。次は？」
坂「次に、体重計にのれない、のりたくないときはどんなときかを確かめてみよう」
保「私も、食べすぎた翌日は体重計にのりたくないですからね」
坂「そうだね。最後の締めの言葉は、これからも週に５回の測定をお願いします、というのがよいと思うよ」
保「あ、そう言われると嬉しくなって、次は自分から毎日計ろうという気になりますね。週に３回とか１回しか体重を計らない人には、何と言ったらよいでしょうか？」

使えるツール❷	セルフモニタリング

解　説

　セルフモニタリングとは、体重などを記録することです。毎日、体重を測定できない人は、それなりの理由があります。出張など生活環境的に体重計にのれない人もいれば、食べすぎたのでその数字を見たくないから、体重を計りたくない人もいます。

　まずは、週に 5 回体重を計ったことをほめた後に、残りの 2 回分計れなかった理由を確かめてみましょう。最後は、週に 5 回を継続することを伝えます。

　最初から「毎日、体重を計る」という理想論を提示せず、体重測定を習慣化し、それを上手に活用してもらうことがポイントです。

　週に 3 回、体重を計る人に対しては、同じように週に 3 回計ったことをほめ、週に 1 回しか体重を計らなかった人にも「週に 1 回、計ると、週ごとの変化がわかりますね」などと、プラスの声かけをします。

■表 2-3　体重の測定頻度と声かけ例

体重測定の頻度	効果的でない声かけ例（対象者の気持ち）	よい声かけ例
毎日	体重は減りましたか？（のっているけど減らないのでやめようかな）	体重測定が習慣化しましたね！　次は、減量に役立つ体重の測定法についてお話しますね！
週に 5 回	次回は毎日測定しましょう！（週に 5 回ではだめなの？）	週に 5 回、体重測定していただき、ありがとうございます。次も週に 5 回、計ってみてください
週に 3 回	次回は毎日測定しましょう！（週に 3 回ではだめなの？）	週に 3 回、体重測定していただき、ありがとうございます。次も週に 3 回、計ってみてください
週に 1 回	できるだけ体重を計りましょう！（できるだけなら計らなくてもよいか）	週に 1 回、体重測定していただき、ありがとうございます。週ごとの変化がわかりますね。次も週に 1 回、お願いします

1-1 初回面接
1-2 継続支援
2 保健指導
3 栄養指導
4 運動指導
5 糖尿病予防と重症化予防

Keyword
1

Keyword
2

Keyword
3

Keyword
4

Keyword
5

Keyword
6

Keyword
7

Keyword
8

Keyword
9

Keyword
10

Keyword
11

Keyword
12

Keyword
13

Keyword
14

Keyword
15

Keyword
16

Keyword
17

Keyword
18

Keyword 5　目標が立たず

課題❺	何から始めたらよいかわからない

保健指導者の悩み

　保健指導をしていると、指導すべきことが多すぎて、何から改善に取り組んだらよいのかがわからないときがあります。優先順位を決める方法がありましたら、教えてください。

〈効果的ではない指導〉
- どれでもいいのでやってみてください（選択肢が幅広すぎて選べない）
- 私からのおすすめは○○です（対象者の考えを聞いていない）

〈対象者の思い〉
- どれでもいいと言われてもなぁ……
- すすめられたものは、自分が取り組みたいものと違う

相　談

🅟「対象者の生活習慣や検査結果を見たら、改善すべきことが多くて……」
🅑「そういう人いるよね」
🅟「食事と運動、そして禁煙と節酒、あと生活リズムの改善とか……」
🅑「そんな場合にはどうやって、優先順位を決めているの？」
🅟「私からのおすすめは、と言って提案しているんですけど……」
🅑「それを聞いて対象者は？」
🅟「それは難しいとか、何かと理由をつけてどれも却下されます」
🅑「そんなときは、優先順位の決め方があるんだ。いくつかルールがあるよ。優先順位の一番は、易しい内容で効果が大きいもの。逆に優先順位が低いのは、難しいうえに効果が小さいものだね」

1-1 初回面接

1-2 継続支援

2 保健指導

3 栄養指導

4 運動指導

5 糖尿病予防と重症化予防

使える理論❸	優先順位の決定

解　説

　対象者に対して、支援者が到達目標や行動目標を提案しても、いろいろな理由をつけて却下されることはよくあります。それではどのように優先順位を決定してもらえれば、いいのでしょうか？

　支援者は、できるだけ効果が出やすい行動目標を提案しがちです。それに対して、対象者は易しい行動目標を立てがちです。そこで、いくつかの行動目標が出てきたら、優先順位を決めます。

　優先順位第 1 位は、「効果が大で易しい」行動目標です。

　第 2 位は、「易しいが効果は小さい」行動目標になります。

　第 3 位は、「やるのは難しいが効果が大」な行動目標です。

　いろいろと出された行動目標を、下記のような効果と行動変容のグラフにプロット（点を書き込む）します。

　行動目標を決める際には、決して、「やるのが難しくて効果が小さい」行動目標を選択してはいけません。

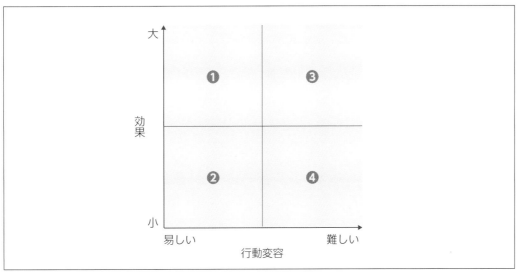

■図 2-3　優先順位の決め方

Keyword
1

Keyword
2

Keyword
3

Keyword
4

Keyword
5

Keyword
6

Keyword
7

Keyword
8

Keyword
9

Keyword
10

Keyword
11

Keyword
12

Keyword
13

Keyword
14

Keyword
15

Keyword
16

Keyword
17

Keyword
18

Keyword 6　意志薄弱

課題❻	意志が弱い

保健指導者の悩み

　対象者のなかに、やる気はあるようなのに、「意志が弱くて、続かない」と嘆く人がいます。意志が弱いと訴える人への上手なアプローチがありましたら、教えてください。

〈効果的ではない指導〉

- もっと意志を強くもって頑張りなさい（頭ごなしに叱る）
- また、やればいいんですよ！（解決につながらない提案）
- 初心に戻って、やってみたら（解決につながらない提案）

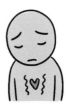

〈対象者の思い〉

- できるならやってるよ
- どうせ続かない……

相　談

(保)「先生、やる気はありそうなんですけど、意志が弱くて続かず3日坊主になる、って嘆いている人がいるんですけど」

(坂)「それは困ったね。どんなアプローチをしているの？」

(保)「もっと意志を強くもってとか、また初心に戻ってやればいいんですよ、などと伝えていますが……」

(坂)「なるほど。でも、それでもなかなかうまくいかないわけだね」

(保)「そうなんです。どうしたらいいんでしょうか」

(坂)「そんなときには、WOOP の法則でやってみるのがおすすめだよ」

(保)「WOOP の法則ですか？」

(坂)「目標を達成するための手助けになると思うよ」

(保)「具体的に、教えていただけますか？」

1-1 初回面接

1-2 継続支援

2 保健指導

3 栄養指導

4 運動指導

5 糖尿病予防と重症化予防

使える理論❹	WOOP の法則

解　説

「やる気はあるんだけど、意志が弱いから長続きしない」と言う対象者がいます。それは本当に意志の力のせいでしょうか。

その問題に取り組んだのが、ニューヨーク大学のガブリエル・エッティンゲン（Gabriele Oettingen）です。彼はその問題を「心理対比と実行意図（Mental Contrasting with Implementation Intentions；MCII）」という概念で解決しようとしました[24-26]。

まず、目標を実現可能なレベルに設定し（Wish）、成功したときの最高の結果を想像してもらいます（Outcome）。

さらに、それを達成するにあたっての障害を考えてもらいます（Obstacle）。そして、障害があったときの対処法を決めておきます（Plan）。そうしておけば、すぐに対処することができます。それぞれの頭文字を取って WOOP の法則と呼ばれています。

たとえば、運動をやる気はあっても続けられないという人の場合、無理なく続けられる頻度と強度の運動を設定し、目標どおりにやせた姿を想像してもらいます。そして、その人の意思をくじく要因が何かを洗い出します。もし、それが同僚や友人からの遊びの誘いが頻繁にあって、運動よりも遊びを優先してしまうとわかれば、誘いを断るための作戦を考えて実行する、といった具合です。

■表 2-4　WOOP の法則

WOOP の法則	ポイント
Wish（願望）	実現の可能性が高いレベルに設定する
Outcome（結果）	最高の結果を想像してもらう
Obstacle（障害）	目標を達成するうえでの障害を想定してもらう
Plan（計画）	障害にあったときの作戦を考えておく

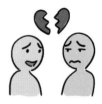

Keyword
1

Keyword
2

Keyword
3

Keyword
4

Keyword
5

Keyword
6

Keyword
7

Keyword
8

Keyword
9

Keyword
10

Keyword
11

Keyword
12

Keyword
13

Keyword
14

Keyword
15

Keyword
16

Keyword
17

Keyword
18

Keyword 7　相性

課題❼	対象者と相性が合わない

保健指導者の悩み

　対象者と話をしていると、テンポよく話が進む場合と、そうでない場合があります。性格タイプの違いなのでしょうか？　性格タイプに合わせたアプローチがありましたら、教えてください。

〈効果的ではない指導〉

- （早口で説明）今の説明でわかりましたか？（早口で一方的に説明する）
- とりあえず、2 kgぐらいやせましょうか（根拠を示さず提案する）

〈対象者の思い〉

- テンポが速すぎて、理解する前に次の話に移るから、ついていけない
- とりあえず、ってありえない。2 kg減の根拠は何なの？

相　談

- ㊡「先生、時々、相性が合わないなぁと思う対象者がいて……」
- ㊡「相性が合う、合わないってあるよね。どんな人が苦手なの？」
- ㊡「私はテンポよく、楽しく進めたいんですけど、スローペースで反応も薄い人がいて……」
- ㊡「そんなときはどうしているの？」
- ㊡「今の説明でわかりましたか？　とわかっているかを確認して、とりあえず、2 kgぐらいやせましょうか？　と提案してみたんですけど、あまり納得されていないようで……」
- ㊡「なるほど。それなら、性格タイプに合わせた指導にするとよいかもしれないね。これをしっかりマスターしたら、保健指導の幅が大きく広がると思うよ」
- ㊡「それ、ぜひ、教えてください！」

使える理論❺	性格タイプ

1-1 初回面接

1-2 継続支援

2 保健指導

3 栄養指導

4 運動指導

5 糖尿病予防と重症化予防

解　説

　スイスの精神科医・心理学者であるユング（Carl Gustav Jung）は、ものの見方・考え方の違いから性格タイプ論を提唱しました。

　興味・関心が向かうベクトルとして、外向と内向を横軸に、物事を判断するときの傾向として、客観的・論理的に判断する傾向（思考）と、人の気持ちや感情を大切にしようとする傾向（感情）とを縦軸に分けています。

　この 2 つの軸により、性格タイプを大きく 4 つの代表的な色（赤色、黄色、緑色、青色）に分けて表します。

　それぞれの性格タイプには、強みと弱みがあり、自分と対象者の色を知ることで、コミュニケーションの幅が広がります。それぞれの**タイプ別アプローチ**については、順を追って説明していきます。

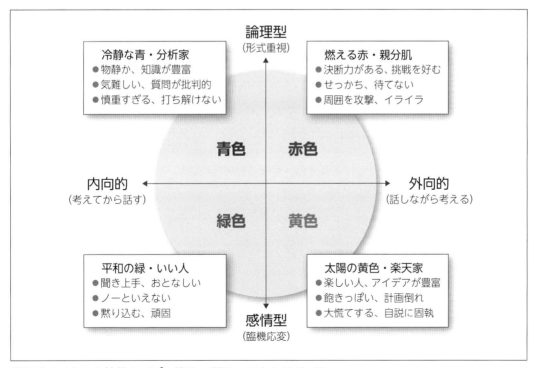

冷静な青・分析家
- 物静か、知識が豊富
- 気難しい、質問が批判的
- 慎重すぎる、打ち解けない

燃える赤・親分肌
- 決断力がある、挑戦を好む
- せっかち、待てない
- 周囲を攻撃、イライラ

論理型
（形式重視）

青色　**赤色**

内向的（考えてから話す）　←→　**外向的**（話しながら考える）

緑色　**黄色**

感情型
（臨機応変）

平和の緑・いい人
- 聞き上手、おとなしい
- ノーといえない
- 黙り込む、頑固

太陽の黄色・楽天家
- 楽しい人、アイデアが豊富
- 飽きっぽい、計画倒れ
- 大慌てする、自説に固執

■図 2-4　4 つの性格タイプ：強み、弱み、ストレスサイン

Keyword
1

Keyword
2

Keyword
3

Keyword
4

Keyword
5

Keyword
6

Keyword
7

Keyword
8

Keyword
9

Keyword
10

Keyword
11

Keyword
12

Keyword
13

Keyword
14

Keyword
15

Keyword
16

Keyword
17

Keyword
18

Keyword 8　マンネリ化

課題❽	保健指導がマンネリ化してきた

保健指導者の悩み

　保健指導がややマンネリ化していると感じることがあります。対象者が飽きやすいタイプだと、同じプランを続けていると急に飽きてやらなくなってしまうことがあるようです。性格タイプに合わせて、ダイエット法を変えたほうがよいのかなと思うのですが、性格タイプ別のダイエット法がありましたら、教えてください。

〈効果的ではない指導〉
- このプログラムに沿って実施してみてください
（以前と全く同じプログラム）

〈対象者の思い〉
- 去年と同じプログラムか……もう飽きたなぁ

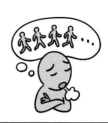

相　談

- ㉫「先生、保健指導がマンネリ化しているような気がして……」
- ㉛「たしかに、同じようなプログラムを続けていると、そうなりがちだよね」
- ㉫「そうなんです。どうしたら、マンネリから脱却することができますか？」
- ㉛「プログラムを変える、教材を変える、支援法を変えるなど、いくつかの方法があるけど……」
- ㉫「今、ダイエットプログラムをつくっているんですが、昨年と同じになってしまって、何かよい方法はありますか？」
- ㉛「それなら、性格タイプに合わせて支援法を変えるのがおすすめだね」
- ㉫「性格タイプ別ダイエット法があるんですね。どんな方法なんですか？」
- ㉛「4つの性格タイプに合わせたダイエット法で……」

使える理論❻	性格タイプ別ダイエット

解　説

　性格タイプに合わせて減量指導をすることで、減量成功率が高まることが期待できます。

　たとえば、赤色タイプの人は、短期間で効果を出したい、効率的にダイエットしたい、他人が驚くような効果を出したいと考える傾向があります。そのため、少しハードルが高くてもシンプルで効果的なダイエットを提案します。

　緑色タイプの人は、自分事が後回しになる傾向にあります。1 人でダイエットに取り組むのが苦手なタイプです。身近な人でサポーター（ダイエットサポーター）になり得る人を探しておくとよいでしょう。

　青色タイプの人は、記録や計算が得意な傾向にあります。カロリー計算なども、あまり苦とは思わないでしょう。

　それに対して、黄色タイプの人は、コツコツやるのが苦手です。食事記録の強要やカロリー計算、レシピに従ってのダイエット料理などは、やる気をそいでしまいます。そこで、体重測定は必ずしも毎日測定しなくてもよいこと、朝と晩に体重を計ることで「太りやすい食べ物を発見できますよ！」と新しい発見があることを、楽しく説明します。1 人ではなく、誰かと一緒に行う運動教室などへの参加を促してもよいでしょう。

■表 2-5　性格タイプ別のダイエット法

性格タイプ	考え方・行動の傾向
赤色 （外向的・論理型）	● 短期間で結果を出したい ● 効率的なダイエットに挑戦したい
黄色 （外向的・感情型）	● 楽しい、面白そうなダイエット法に興味を示す ● 楽しくダイエットに取り組みたい ● 1 人ではなく、誰かと一緒にダイエットに取り組みたい
緑色 （内向的・感情型）	● 身近な人でダイエットのサポーターがいるとよい ● カロリー計算をサポートするアプリを使う
青色 （内向的・論理型）	● カロリーを計算する、食事を記録する ● 体重を記録する、ダイエットレシピを活用する ● 週末に平日の夕食の作り置きをする

1-1 初回面接
1-2 継続支援
2 保健指導
3 栄養指導
4 運動指導
5 糖尿病予防と重症化予防

Keyword
1

Keyword
2

Keyword
3

Keyword
4

Keyword
5

Keyword
6

Keyword
7

Keyword
8

Keyword
9

Keyword
10

Keyword
11

Keyword
12

Keyword
13

Keyword
14

Keyword
15

Keyword
16

Keyword
17

Keyword
18

Keyword 9　せっかち

課題❾	せっかちな人が苦手

保健指導者の悩み

　私は、どちらかというとのんびりタイプです。そのせいか、せっかちなタイプの人が苦手です。私はお酒を飲まないので、特に飲酒指導に自信がありません。そのような人への上手なアプローチを教えてください。

〈効果的ではない指導〉

- ●できるだけ、お酒を減らしましょう！（具体的な量を示さない）
- ●糖質をカットしたアルコールに変えましょう（もうすでに取り組んでいる）
- ●プリン体をカットしたビールに変えましょう（もうすでに取り組んでいる）

〈対象者の思い〉

- ●自分なりに飲む量を減らしている。もうこれ以上は減らせない
- ●プリン体や糖質カットのアルコール飲料をすでに試している。知っている情報だ

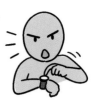

相　談

㋫「先日、尿酸と血糖値が高めの対象者に飲酒の指導をしたのですが、うまくいきませんでした」

㋜「どんな指導をしたの？」

㋫「できるだけお酒を減らしましょうって言ったら、もうこれ以上は減らせないって」

㋜「それで？」

㋫「糖質カットやプリン体カットのビールはどうですか？　と言ったら、そんなことは知っているし、すでに取り入れてるって、少しイライラした調子で言われて……」

㋜「それは、困ったね」

㋫「そうなんです。対象者が少しせっかちで、私はどちらかというとのんびり屋なので、せっかちな人が苦手で……。どのように指導したらよいでしょうか？」

㋜「なるほど。せっかちな人へのアプローチだね」

使える理論❼	赤色タイプ

解　説

　せっかちな赤色タイプ（外交的・論理型）の対象者には、決して指導者が主導権を握ったり、スローペースで面談を進めてはいけません。指導者が緑色タイプの場合は、そのゆっくりしたペースにいら立ちを感じてしまいます。また、遠回しな表現や「一緒に頑張りましょう！」という勇気づけの声かけも NG です。「すみません」と、すぐに謝るのも禁物です。

　決断力がある赤色タイプへのアプローチとしては、テンポよく最新情報を提供して、そのなかから本人が実践したいと思うことを選んでもらうのがよいでしょう。

　赤色タイプは、保健医療従事者の論理に従って推奨しても、従わない人が多いと感じます。挑戦を好むタイプなので、競争を盛り込むとよいかもしれません。

　たとえば、「100 人がこのプログラムに参加される予定ですが、順位が出ます」など、他人との競争であっても、あるいは、「どのくらいで効果が出るか楽しみですね」など、時間との競争でも大丈夫です。

　しかし、普段から全力投球している人も多いので、「もっと頑張れ」と叱咤激励するのは禁物です。むしろ、「頑張っていますね！」と承認することが大切です。

　赤色タイプの人は、決めたらちゃんとやるタイプです。

■表 2-6　赤色タイプに対するアプローチ

Do（やること）	Don't（やってはいけないこと）
● ポイントや結論を先に提示する	● だらだらとスローペースで話す
● 自分で方法を選択してもらう	● 医学的論理を押し付ける
● 挑戦を好むので競争させる	● 指導者が主導権を握る
● 「頑張っていますね！」と認める	● 「もっと頑張れ」と叱咤激励する

1-1 初回面接
1-2 継続支援
2 保健指導
3 栄養指導
4 運動指導
5 糖尿病予防と重症化予防

Keyword
1

Keyword
2

Keyword
3

Keyword
4

Keyword
5

Keyword
6

Keyword
7

Keyword
8

Keyword
9

Keyword
10

Keyword
11

Keyword
12

Keyword
13

Keyword
14

Keyword
15

Keyword
16

Keyword
17

Keyword
18

Keyword 10　アバウト

課題❿	アバウトな人が苦手

保健指導者の悩み

　減量するために、体重や歩数の記録を積極的にすすめているのですが、アバウトなタイプの人のようで、なかなかやってくれません。こういったタイプの人にどのようなアプローチをしたらよいのかを教えてください。

〈効果的ではない指導〉

● 食事や体重を記録して、太る原因を分析してみてください（相手に丸投げ）

● 間食のエネルギーの一覧表です！

　（説明不足。だから何、と反感を買うことも）

〈対象者の思い〉

● 記録をつけろなんて、そんな面倒なことはできない

● カロリー表なんか見たら、何も食べられなくなる

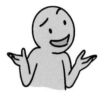

相　談

🈡 「私、アバウトな人が苦手で……」

🈡 「きちんとしているからね。アバウトな人に対して、今まではどのように指導したの？」

🈡 「ゆっくりと計画的に減量してもらおうと思って、食事や体重記録をつけてみたら？　とか、順を追って詳しく説明してみたんですけど……」

🈡 「詳しく説明してみたら、その人は？」

🈡 「そんなの面倒だ、毎日なんてできない、と言われて。そんな人にはどんなアプローチをしたらいいんでしょうか？」

🈡 「そういう人は、面白そうなダイエット法に興味を持つ傾向があるから、それを紹介してみるといいよ！」

🈡 「わかりました。ほかにはどんな注意点がありますか？」

使える理論❽	黄色タイプ

解　説

　アバウトな黄色タイプ（外向的・感情型）の人には、速いペースでテンポよく会話を進めましょう。自由度が少なく、縛りつけたり、決まりごとが多かったりするプログラムは、苦手な人が多いです。

　「すごいですね！」「そんなことがあったんですか！」など、ややオーバー気味に、感情的な表現を上手に用いて反応するとよいでしょう。

　黄色タイプの人は飽きやすいので、面白い内容や教材を提供し、絶えず飽きさせない工夫をする必要があります。決して、細かい内容で退屈させてはいけません。

　また、1 人で黙々とやるのは苦手なので、誰かと一緒に楽しく行えるようにするのがおすすめです。

■表 2-7　黄色タイプに対するアプローチ

Do（やること）	Don't（やってはいけないこと）
● 速いペースでテンポよく進める ● 感情的な表現を上手に用いる ● 面白い内容や教材で飽きさせない ● 誰かと一緒に楽しく取り組ませる	● 自由度が少なく、決まりごとが多い ● クールに話す ● 細かい内容で退屈させる ● 1 人で黙々とやらせる

Keyword
1

Keyword
2

Keyword
3

Keyword
4

Keyword
5

Keyword
6

Keyword
7

Keyword
8

Keyword
9

Keyword
10

Keyword
11

Keyword
12

Keyword
13

Keyword
14

Keyword
15

Keyword
16

Keyword
17

Keyword
18

Keyword 11　おとなしい	
課題⓫	**はっきりしない人が苦手**

保健指導者の悩み

　私自身がせっかちなせいか、イエスかノーか、答えがはっきりとしない人が苦手です。そういう人には、どのようにアプローチしたらよいでしょうか。教えてください。

〈効果的ではない指導〉
　●減量目標はどうされますか！（対象者を急かしている）
　●食事と運動の目標を立ててください！（断定的に命令口調）

〈対象者の思い〉
　●そんなに急かさないで、ゆっくり決めさせてよ

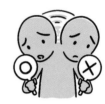

相　談

　㊥「私、はっきりしない人が苦手で……」
　㊙「どんな人なの？」
　㊥「私自身がせっかちなせいかもしれないんですけど、すぐに減量や行動目標を決めてくれないと焦っちゃって……」
　㊙「なるほど。テキパキやりたいのにって、こと？」
　㊥「そうなんです。ペースが全然合わなくて……そんな人とどう接したらよいですか？」
　㊙「そうだね。まずは、じれったいと思うかもしれないけど、相手のペースに合わせて話を聞いてみよう」
　㊥「それが難しいんですよね。早く切り上げようと思ってしまって」
　㊙「そうだね。よく指導はダンスにたとえられるけど、最初は相手に合わせて、そして徐々にリードして……なんてね」

使える理論❾	緑色タイプ

解　説

　性格がおとなしい緑色タイプ（内向的・感情型）の人には、相手のペースに合わせてゆっくりと話を進めましょう。相手の意見をよく聞いて、答える時間を与えます。決して、「早く、減量目標と行動目標を決めてください！」と決断を急がせてはなりません。

　思いやりや謙遜した態度で接することも大切です。高慢な態度をとったり、早口で説明するのもいけません。

　緑色タイプの人は、こちらがいろいろな提案をすると、断るのが苦手なので「はい。やってみます」とその場では答えるのですが、実際にはやってくれません。「それを実行する障害は何ですか？」と尋ねて、答えを待つことが大切です。

　そして、減量や運動をサポートしてくれるサポーターを探しておくのも成功させるポイントです。

■表 2-8　緑色タイプに対するアプローチ

Do（やること）	Don't（やってはいけないこと）
●相手のペースに合わせてゆっくりと話を進める ●相手の意見を聞き、答える時間を与える ●スローペースで説明する ●思いやりをもって、謙遜した態度で接する	●早いペースで話を展開させる ●決断や決定を急がせる ●早口で説明する ●高慢な態度をとる

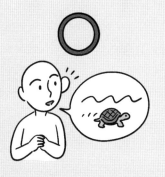

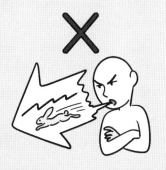

1-1 初回面接

1-2 継続支援

2 保健指導

3 栄養指導

4 運動指導

5 糖尿病予防と重症化予防

Keyword
1

Keyword
2

Keyword
3

Keyword
4

Keyword
5

Keyword
6

Keyword
7

Keyword
8

Keyword
9

Keyword
10

Keyword
11

Keyword
12

Keyword
13

Keyword
14

Keyword
15

Keyword
16

Keyword
17

Keyword
18

Keyword 12　クール	
課題⑫	きちんとした人が苦手

保健指導者の悩み

　私自身、少しルーズなせいか、きちんとした人が苦手です。きちんとした人にはきちんとしないと、と思うのですが、どのようにアプローチしたらよいか教えてください。

〈効果的ではない指導〉
- ●数値がすごく高いので（説明が曖昧）
- ●まず……、次は……（喋るペースが速い）
- ●それでは、今度はこんなふうにしてみては？（思いつきで提案する）

〈対象者の思い〉
- ●すごくって、どれくらい高いってこと？　説明がアバウトすぎる
- ●もっとゆっくり話して……
- ●最初の計画は？　コロコロ計画を変えないでほしい……

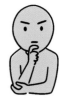

相　談

(保)「私、どちらかというとアバウトな性格で、対象者がきちんとした人だと説明がうまくいかなくて……」

(坂)「なるほど」

(保)「きちんとした人に対して、きちんと話そうと思ってはいるんですけど……。なかなかうまくできません」

(坂)「きちんとした人に対する"Do と Don't"があるので覚えておくといいかもね」

(保)「その"Do と Don't"、教えてください」

使える理論⑩	青色タイプ

解　説

　冷静な性格の青色タイプ（内向的・論理型）の人には、具体的な数値や情報を会話に盛り込むとよいでしょう。

　たとえば、「現体重の 3％減が、第一目標となります。その根拠は……です。具体的な減量方法ですが、3 か月で 3 kg 減がおすすめです。それを達成するためには……」などと、エビデンスに基づいた減量法の話を、順に説明していきます。

　決して「すごく高い（悪い）」など、曖昧な説明をしてはいけません。また、「どうしてこんな数値が出ているのに食事の改善をしないんですか」など、感情をあらわにするのもいけません。

　冷静に、スローペースで説明します。実施計画をコロコロ変更してはいけません。青色タイプは、計画がコロコロと変更されることにストレスを感じやすいので、まとまったテキストを用いて順に計画を進行しましょう。

■表 2-9　青色タイプに対するアプローチ

Do（やること）	Don't（やってはいけないこと）
●エビデンス（根拠）に基づいた情報提供を行う ●冷静に説明する ●スローペースで説明する ●テキストを用いて順に計画を進行する	●曖昧な説明をする ●感情をあらわにする ●早すぎるペースで説明する ●実施計画をコロコロ変更する

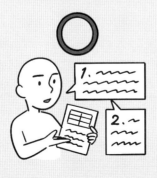
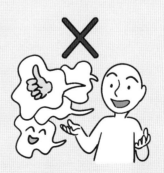

1-1 初回面接
1-2 継続支援
2 保健指導
3 栄養指導
4 運動指導
5 糖尿病予防と重症化予防

Keyword
1

Keyword
2

Keyword
3

Keyword
4

Keyword
5

Keyword
6

Keyword
7

Keyword
8

Keyword
9

Keyword
10

Keyword
11

Keyword
12

Keyword
13

Keyword
14

Keyword
15

Keyword
16

Keyword
17

Keyword
18

Keyword 13　沈黙

課題⑬	沈黙が怖い

保健指導者の悩み

　対象者が黙ってしまうと、何か話をしなければと焦ってしまい、どうでもよいことを話してしまいます。相手が沈黙してしまった場合に、有効な手立てを知りたいです。

〈効果的ではない指導〉

- 何か話さねばと、どうでもよいことを話す（効果的な指導にならない）
- 矢継ぎ早に質問をする（考えている相手の思考を妨げかねない）

〈対象者の思い〉

- 今、考えているから、少し待ってほしい

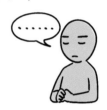

相　談

- 保「保健指導をしていると、対象者が黙ってしまうことがありまして……」
- 坂「そういうことも、あるよね」
- 保「私、沈黙が苦手で。何か話さなければ、と思えば思うほど焦ってしまい、どうでもよいことを話してしまいます」
- 坂「なるほど。"沈黙は金"なんて言葉があるけど、もしかしたら、沈黙しているときに、対象者は何か、真剣に考えているのかもしれないよ」
- 保「そうなんですか。考えているかどうかは、どうしたらわかるんでしょうか？」
- 坂「目の動きをみてみよう」

使える理論⓫	目の動き

解　説

「目は口ほどに物を言う」という言葉がありますが、目の動きを見ることで、相手がどんなことを考えているかを推察できることがあります[27]。

たとえば、目が左側に動いたときは過去、目が右側に動いたときは未来を意味しているといわれています。また、上方向に動いたときは視覚イメージ、左右に動いたときは音などの聴覚、下方向へ動いたときは身体感覚や内的会話を行っていると解釈されています。

これらを知っておくと、沈黙していても目の動きを見るだけで、相手が何を考えているかなど、ある程度予測できるので、次の話の展開がしやすくなります。

詳しくは、NLP（神経言語プログラミング）の脳が視覚・聴覚・体感覚にアクセスするときの目の動きのことである「アイ・アクセシング・キュー」を参考にしてください。ただし、相手の視線を読み取るとき、利き手などにより左右逆の人もいます。

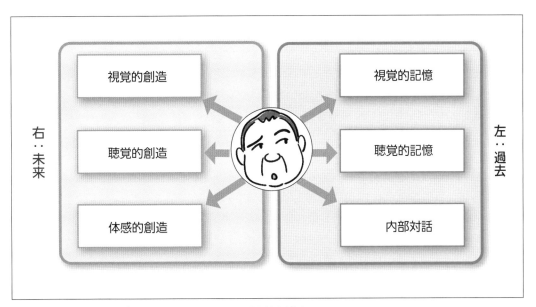

■図 2-5　目の動きが伝えてくれることから思考を推察

Keyword
1

Keyword
2

Keyword
3

Keyword
4

Keyword
5

Keyword
6

Keyword
7

Keyword
8

Keyword
9

Keyword
10

Keyword
11

Keyword
12

Keyword
13

Keyword
14

Keyword
15

Keyword
16

Keyword
17

Keyword
18

Keyword 14　判定に不服

課題⓮	なぜ呼ばれたかわかっていない

保健指導者の悩み

　積極的支援と判定された人から、「どうして私が呼ばれたのか、よくわからない」と文句を言われることがあります。どのように説明したらよいでしょうか。

〈効果的ではない指導〉

- あなたが特定保健指導の対象者だからです（頭ごなしに言う）
- 食事と運動に気をつけましょう！（なぜ呼ばれたか、最初に説明をしない）

〈対象者の思い〉

- どうして私が呼ばれたのか、わからない。保健指導って？

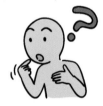

相　談

- 保「先生、どうして私は呼ばれたんですか？　って、文句を言ってくる人がいて……」
- 坂「そういう人、いるよね。仕事が忙しいのに、ってね」
- 保「そうなんです。腹囲や検査値から、判定されたんですって、説明しているんですけど……」
- 坂「そしたら？」
- 保「納得できないと言われて……法律で決まっているからですと言うと、言い争いみたいになって、保健指導が進まなくなってしまいます」
- 坂「なるほど。そういう場合には、最初に、『来年、呼ばれないためにはこんなふうにしたらいいんですよ！』と前置きしておくといいよ」
- 保「あ、そうですね！　それで、具体的にどのように説明したらよいのでしょうか？」
- 坂「まずは、気をそらすために判定のフローを示す。次に……」
- 保「次に？」
- 坂「判定フローの構成（内臓脂肪の蓄積、心臓や動脈硬化リスク、禁煙）を説明しましょう」
- 保「あ、それは説明していませんでした。その後は？」
- 坂「判定結果の見方を説明した後に、来年、呼ばれないための作戦を一緒に練りましょうって、提案できるといいよね」

使えるツール❸	判定フロー

解　説

　特定健診を受けた後に、特定保健指導に呼ばれたことに不満を訴える人は少なくありません。そういう場合には、対象者に寄り添い、どうやったら来年、呼ばれないでよいかを考える姿勢を示しましょう。

　具体的には、特定保健指導のグループ分けは、腹囲か BMI で内臓脂肪の蓄積、心血管リスクの数で判定されることを伝え、喫煙の習慣があると積極的支援になるため、禁煙することを推奨します。

　ただし、65 ～ 75 歳未満の人は、積極的支援の対象となった場合でも、動機づけ支援の対象となります。

　そこで、「来年の特定保健指導に呼ばれないためには、どうしたらよいか。作戦を一緒に考えませんか？」と、ステップ 1 の内臓脂肪を減らす作戦、ステップ 2 の心血管疾患のリスクを減らす作戦、そして禁煙する作戦を提案します。すべてを行うのはハードルが高いので、対象者にそのなかから、実行しやすいものを選んでもらうとよいでしょう。

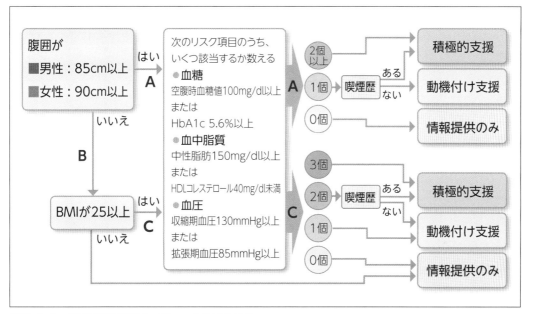

■図 2-6　特定保健指導のグループ分けの流れ

Keyword
1

Keyword
2

Keyword
3

Keyword
4

Keyword
5

Keyword
6

Keyword
7

Keyword
8

Keyword
9

Keyword
10

Keyword
11

Keyword
12

Keyword
13

Keyword
14

Keyword
15

Keyword
16

Keyword
17

Keyword
18

Keyword 15　怒り	
課題⓯	腹を立てている

保健指導者の悩み

　対象者のなかには「忙しいのに、こんなところへ呼びつけて、一体何だ！」というような怒りをぶつけてくる人がいます。腹を立てている人へのアプローチ法について教えてください。

〈効果的ではない指導〉

　●あなたが特定保健指導の対象者だからです（頭ごなしに言う）

〈対象者の思い〉

　●忙しいのに、一体何だ！

相　談

🈺「先生、困りました。あれこれと不満を述べて腹を立てている人がいます」

㊣「そういう人、いるよね。どう対応したの？」

🈺「なるべくそれ以上は怒らせないように対応しているつもりです」

㊣「それはいいね。静かに話したり、自分の感じたことや考えを話したりするのもよいよね。やってはいけないのが、相手を頭ごなしに非難することだね」

🈺「はい」

㊣「怒りは二次感情と呼ばれているけど、その奥には何かが潜んでいると考えるとよいですよ」

🈺「二次感情ですか？」

㊣「そう二次感情。その奥に、不安、つらい、寂しい、苦しい、心配、悲しい、困ったなどがあるかもしれないんだ」

🈺「怒りの奥に不安やつらさがあるということですね。怒りをコントロールする方法はありますか？」

㊣「それが、アンガーマネジメントなんだよ」

🈺「それを教えていただけますか」

使える理論⓬　アンガーマネジメント

解　説

　"怒り"は、二次感情と呼ばれ、その奥に一次感情が潜んでいます。

　この怒りは、人間の自然な感情で、大きく 3 つのタイプ（抑え込む、攻撃、建設的）に分かれ、よい方向に向く場合もあれば、そうでない場合もあります。

　いつも怒っている人もいれば、普段はおとなしいのに何らかのきっかけ（傷心、挫折、不公平感、不愉快なイライラ）で怒りが爆発する場合もあります。

　しかし、怒りは長くは続きません。対象者が何に怒りを感じているのかを推察しながら、静かに話を聞きます。

　アンガーマネジメントには、怒りを認める、気を静める、少し考える、そして問題を解決するの 4 つのステップがあります。

　怒りは、本人にしかコントロールすることができません。対象者の気が静まり、ステップ 3 の考える段階になってきたら、問題の解決へ向けて話を進めるとよいでしょう。

■表 2-10　アンガーマネジメント：4 つのステップ

1	怒りを認める	動悸、筋肉の緊張、胃痛、大きな声を出す
2	気を静める	日記をつける、音楽を聴く、散歩をする、呼吸を整える、数を数える、自問自答する（念仏を唱えるように）、リラックスする
3	考える	腹を立てるほどのことではない、大げさだった、怒っても変わらない
4	問題解決	ほかの人と話す

Keyword
1

Keyword
2

Keyword
3

Keyword
4

Keyword
5

Keyword
6

Keyword
7

Keyword
8

Keyword
9

Keyword
10

Keyword
11

Keyword
12

Keyword
13

Keyword
14

Keyword
15

Keyword
16

Keyword
17

Keyword
18

Keyword 16　睡眠不足

課題⓰	**睡眠不足がたまっている**

保健指導者の悩み

　対象者のなかに夜が遅くて睡眠不足の人がいます。「早く寝られたほうがいいですよ！」と説明するのですがなかなかうまくいきません。そういった人への上手なアプローチがありましたら教えてください。

〈効果的ではない指導〉
　●早く寝られたほうがいいですよ（指示が曖昧）

〈対象者の思い〉
　●仕事が忙しくて帰りが遅くなり、それができない

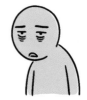

相　談

　㉿「仕事で帰宅するのが遅くて、睡眠不足の人へのアプローチなのですが……」

　㉿「うん。睡眠不足になると、集中力が低下するだけでなく、情緒が不安定になって相手への配慮や協調性が欠けたり、冷静な判断力ができなくなったりするから、早めに対処したい問題だね」

　㉿「そうですよね」

　㉿「加えて、食欲が増えやすいホルモン環境になるよね」

　㉿「えっ、そうなんですか？」

　㉿「そうだよ。特に、甘いものや塩辛いものが食べたくなるみたいだね」

　㉿「それ、私にも当てはまります」

　㉿「さらに、睡眠不足になると疲れて身体活動量も低下するから……」

　㉿「パフォーマンスが落ちるだけでなく、体重も増えやすくなるわけですね。どのようにアプローチをしたらよいでしょうか？」

　㉿「『睡眠負債』をキーワードに指導してみよう」

1-1 初回面接

1-2 継続支援

2 保健指導

3 栄養指導

4 運動指導

5 糖尿病予防と重症化予防

使える理論⑬	睡眠負債

解　説

「国民健康・栄養調査（平成 30 年）」によると、20 歳以上の成人で「ここ 1 か月間、睡眠で休養が十分にとれていない者」の割合は 21.7％と報告されています。

厚生労働省の「健康づくりのための睡眠指針検討会報告書」によれば、50 代までの成人の適切な睡眠時間は 7 時間前後とされています。たとえば、本当は 7 時間の睡眠が必要な人が、平日（5 日間）は 5 時間、休日（2 日間）は少し長めに 8 時間の睡眠を取ったとします。平日の 5 日間で 10 時間（{7 － 5 時間} ×5 日）の睡眠不足がたまっており、休日に返せたのは 2 時間（{8 － 7 時間} ×2 日）だけです。つまり、毎週 8 時間の睡眠が不足しており、慢性的な睡眠不足となっているわけです。

このように、日常の睡眠不足が借金のようにたまっていくので、これを「睡眠負債」と呼びます。「睡眠負債」は、倦怠感、集中力や認知・判断力の低下などにより仕事のパフォーマンスを低下させたり、情緒が不安定になって相手への配慮や協調性が欠けたり、免疫力の低下や太りやすい体質を招くなど、心身にさまざまな悪影響をおよぼします。

「睡眠負債」が食欲を増加させるメカニズムとして、満腹ホルモンであるレプチンが減少し、摂食ホルモンであるグレリンが増加して、食欲がでる太りやすいホルモン環境になることが知られています。食事のし好も変化し、炭水化物や塩辛いものが食べたくなることもあります。また、睡眠不足になると、疲れて身体活動量が低下することも要因の一つです。その結果、肥満が助長され、内臓脂肪が蓄積しやすくなります。

睡眠負債の解消には認知行動療法も有効です[28]。そこで、睡眠負債をキーワードに認知行動療法を用いた保健指導を行います。

■表 2-11　睡眠負債をキーワードに用いた保健指導

1	睡眠負債の確認	睡眠負債の程度を確認する
2	睡眠負債と健康との関係を説明	慢性的な睡眠不足は、昼間の眠気、倦怠感、集中力の低下など仕事の効率を低下せるだけでなく、肥満を助長することを説明する
3	改善法を指導	朝の日光を浴び、体内時計をリセットする。日中の 15 分程度の仮眠は OK。夜遅い食事やドカ食いを避ける。寝る前の明るい光やブルーライトを避ける

Keyword 1
Keyword 2
Keyword 3
Keyword 4
Keyword 5
Keyword 6
Keyword 7
Keyword 8
Keyword 9
Keyword 10
Keyword 11
Keyword 12
Keyword 13
Keyword 14
Keyword 15
Keyword 16
Keyword 17
Keyword 18

Keyword 17　個別支援に限界
課題⓱	グループ支援の効果は？

保健指導者の悩み

　対象者に個別支援で保健指導をしているのですが、グループ支援の効果や方法について知りたいです。

〈効果的ではない指導〉

- 減量のために運動してください！（グループに対する一方的な指導）

〈対象者の思い〉

- そんなことは、わかっているよ！

相　談

> ㊟「普段、個別支援の保健指導を行っているのですが、最近、マンネリ化していまして……」
>
> ㊟「それは困ったね」
>
> ㊟「グループ支援はどうなんでしょうか？」
>
> ㊟「グループ支援は、励まし合いや競争心が生まれる効果もあって、一人でやるより楽しいし、減量効果も高いね。ただし……」
>
> ㊟「ただし？」
>
> ㊟「グループに対する一方的な指導になってしまうと、効果が下がりかねないので、グループダイナミクスを意識することが大切なんだ」

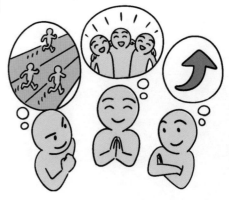

使える理論⑭	グループ支援

解　説

　個別支援に比べて、グループ支援は参加者同士の励まし合いや競争心など、グループダイナミクスが働くため、減量効果が高いことが知られています。

　ただし、一方的な講義にならないようにするのがポイントです。

　筆者が行っている「楽しくてためになるダイエット教室」では、アイスブレイクの後にミニレクチャーやグループワークなど、能動的な体験学習を行います。最後に、具体的な行動目標を宣言して終わります。

　コロナ禍では、グループ支援を行う件数は減っていますが、オンラインでの支援も行えますので、どんどん活用するとよいでしょう。

■表 2-12　個別支援とグループ支援

	個別支援	グループ支援
指導内容	個別性（禁煙、節酒、ストレスなど）	共通性（減量目標、体重日記、歩数など）
相互作用	小	大（励まし合い、ときに競争）
楽しさ	小	大
ロールモデル	成功体験の紹介	成功体験を聞ける
指導者の力量	中	中（ただし、グループ支援の技法習得が必要）
会場	狭くてよい	ある程度の大きさが必要
減量効果	中	大
参加率	中	小（→魅力的なタイトル、広報など）
費用	大	小
費用対効果	低い	高い
除外基準	少ない	中（うつ状態、社会性がない、理解度が極端に低い）
その他	相性	プライバシーの保護、無関心期の人にも

Keyword
1

Keyword
2

Keyword
3

Keyword
4

Keyword
5

Keyword
6

Keyword
7

Keyword
8

Keyword
9

Keyword
10

Keyword
11

Keyword
12

Keyword
13

Keyword
14

Keyword
15

Keyword
16

Keyword
17

Keyword
18

Keyword 18　第 4 期対策

課題⓲	第 4 期における ICT の活用は？

保健指導者の悩み

　特定健診の第 4 期（2024 年〜 2029 年）では、ICT の活用が盛り込まれていますが、私自身はヘルスケアアプリに詳しくありません。どのように進めたらよいのか教えてください。

〈効果的ではない指導〉
　●アプリについては、私はあまり詳しくないので……（説明することを諦めている）

〈対象者の思い〉
　●なんだ、おすすめのアプリとかないのか。自分で探すか……

相　談

（保）「先生、保健指導でヘルスケアアプリを用いるポイントを教えていただけますか？」
（坂）「どんなふうに使いたいの？」
（保）「歩数とか食事の管理などのためです」
（坂）「なるほど。運動と食事の管理ですね。ヘルスケアアプリもスマートフォンのアプリやスマートウォッチタイプなど、いろいろあるので、使う目的や扱いやすさなど、使う用途によってヘルスケアアプリを使い分けるといいよね」

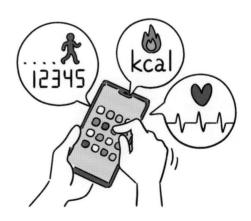

使えるツール❹	ヘルスケアアプリ

解　説

第 4 期の特定保健指導では、ヘルスケアアプリを活用することが盛り込まれています。最も頻用されているのが歩数を計るアプリです。

歩数はいずれのヘルスケアアプリでも測定可能ですが、消費エネルギー、脈拍、強めの運動、歩行速度、階段使用などが、オプションで測定できるものもあります。対象者の用途に合わせて、使い分けるとよいでしょう（表 2-13）。

ほかにも、さまざまなヘルスケアアプリのついたスマートウォッチや、食事や飲酒記録ができるヘルスケアアプリ、体重計・血圧計と連動しているヘルスケアアプリなどがあります。

最近では、特定保健指導に特化した「ヘルスケアアプリ」も出てきて、3 か月で平均 2 kg の減量効果が得られたという報告がされています。

■表 2-13　運動療法に使えるヘルスケアアプリの一覧

分類	歩数	消費	脈拍	強めの運動	歩行速度	階段	その他
iPhone のヘルスケア	○	○	△	×	○	○	歩幅、非対称性、血糖と連動
Google Fit	○	○	△	○	×	×	150 ポイント、自転車
Fitbit	○	○	○	○	×	○	250 歩 / 時
Omron connect	○	○	×	○	×	○	脂肪燃焼量、体重計や血圧計と連動

△：脈拍を測定するデバイスとの連動や測定ステップが必要
※アプリの機能は変更されることがあります。利用前に最新の機能を確認してください。

1-1 初回面接
1-2 継続支援
2 保健指導
3 栄養指導
4 運動指導
5 糖尿病予防と重症化予防

第 3 章

栄養指導に役立つ
キーワードと理論

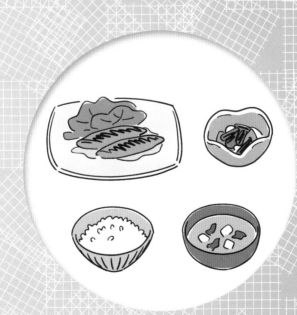

栄養指導の課題から考える

　栄養指導がうまくいかない原因はさまざまありますが、最近ではテレビで火がついたダイエット法を試したり、ネットで入手した情報をうのみしている対象者も多くいます。そのため、指導者側には、よりエビデンスのある説明が求められているといえます。

食べる順番にこだわっているのに⁉

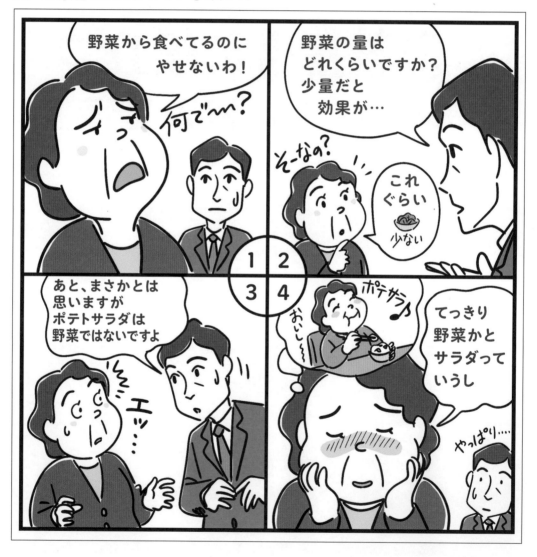

栄養指導で役立てる理論とツール

■表 3-1　栄養指導で使えるキーワードと理論

	キーワード	課　題	使える理論・ツール
1	お菓子	お菓子がやめられない	刺激統制法
2	食後血糖	野菜から先に食べているけどやせない	食べる順番
3	内臓脂肪	ポッコリお腹を何とかしたい	スマート和食
4	聞き取り	聞き取りに時間がかかる	食事の自己評価
5	アルコール	お酒を減らしたい	HAPPY プログラム
6	糖質制限	夕食の白米は食べない	緩やかな糖質制限
7	早食い	昔から、早食いだ	咀嚼法
8	食事記録	食事記録がつけられない	食事記録の単純化
9	カロリー計算	カロリー計算は面倒だ	ポーションコントロール
10	ストレス	ストレスで食べすぎる	ストレス方程式

1-1 初回面接
1-2 継続支援
2 保健指導
3 栄養指導
4 運動指導
5 糖尿病予防と重症化予防

Keyword 1　お菓子

課題❶	お菓子がやめられない

栄養指導者の悩み

　対象者に「お菓子が原因だとわかっているが、なかなかやめられない」という肥満気味の人がいて、「できるだけ間食を減らしましょう」と説明しているのですが、「つい食べてしまうんです」と申し訳そうな顔をされて、なかなかうまくいきません。こういった人への上手なアプローチ法を教えてください。

〈効果的ではない指導〉
- できるだけ間食を控えましょう！（目標が曖昧）
- 低カロリーの間食に変えましょう！（相手の嗜好を無視している）

〈対象者の思い〉
- できるだけなら、やめなくても OK かな
- おいしそうなものがあると、つい食べてしまう

相　談

- 保「先生、お菓子が原因だってことはわかっているんですけど、それがなかなかやめられない肥満気味の人がいます」
- 坂「それは困ったね。どのように指導しているの？」
- 保「できるだけ間食を控えましょう、などと言っているんですが、なかなかうまくいきません」
- 坂「なるほど」
- 保「低カロリーの間食に変えましょう、と提案してみたのですが、一度試してみたけど、好みに合わなくて、おいしいものをつい食べちゃうって……」
- 坂「そんなときには、"刺激統制法"を試してみるとよいかもしれないね」

使える理論❶	刺激統制法

解　説

　肥満の人は、「おいしそうなものがあると、つい食べてしまう」「間食をしだすと止まらない」などの食行動がみられます。これらの外的刺激をコントロールするのが刺激統制法です。

　外的刺激として、よくあるのが目の前にあるという視覚的な刺激です。これに対処するには、たとえば、菓子類を目につく所には置かない、菓子店の前を通らないなどの工夫をするとよいでしょう。

　しかし、隠したのは自分であるため、すぐに見つけることができます。その場合は、取り出しにくい所に置いたり、ガムテープを貼って取り出しにくくしたりする方法があります。

　「これは緊急用」「本当に食べたいか自問する」などの貼り紙をしておくのも効果的です。

　対象者と一緒に、誘惑場面を想定し、事前に対策を立てておくとよいでしょう。

■表 3-2　刺激統制法による対策例

誘惑場面	刺激統制法の例
目の前においしそうなものがあると食べたくなる	菓子類を目のつく所に置いておかない
おいしそうな匂いがすると食べたくなる	回り道をして帰る
袋を開けると最後まで食べてしまう	小袋の菓子を買う。食べる分だけ出しておく
安売りがあると、ついつい買いすぎる（まとめ買い）	空腹時に買い物をしない、買い物リストをつくる
バイキングで食べすぎる	食べ放題の店は予約しない
旅行に行くと太る	動き回る旅行、食事は量より質のプラン旅行にする

1-1 初回面接
1-2 継続支援
2 保健指導
3 栄養指導
4 運動指導
5 糖尿病予防と重症化予防

Keyword
1

Keyword
2

Keyword
3

Keyword
4

Keyword
5

Keyword
6

Keyword
7

Keyword
8

Keyword
9

Keyword
10

Keyword 2　食後血糖

課題❷	野菜から先に食べているけどやせない

栄養指導者の悩み

　「食べる順番ダイエット」が流行っていますが、「野菜から食べているのにやせない」という人がいます。実際の効果としてはどうなのでしょうか。また、そういう人にどのようにアプローチしたらよいのか、教えてください。

〈効果的ではない指導〉
　●野菜から先に食べましょう！（理由を述べていない）

〈対象者の思い〉
　●すでに取り組んでいるけど、全然効果がない

相　談

　㊡「野菜を先に食べましょうって、指導しているのですが、対象者は、いつも野菜を先に食べている、って言われて……」

　㊵「なるほど」

　㊡「野菜を先に食べるって、ダイエットに効果はあるんですか？」

　㊵「うーん。減量効果というより、食後血糖効果だよね」

　㊡「えっ、ダイエットには効果がないんですか」

　㊵「そうだね。まずは、野菜の量が問題だよね。どのくらいの量を摂ったらよいと思う？」

　㊡「えっと、小鉢1皿分ですか？」

　㊵「実験では小鉢2皿分、150gが使われているんだ」

　㊡「えっ、そんなに多いんですか」

　㊵「そうだね。食後血糖を抑えるにはかなりの量を食べないといけないよね」

　㊡「少量の野菜を先に食べても効果がないということですね」

　㊵「まずは、野菜の量について確認しよう。次は、食欲についてだね」

　㊡「食欲については、どのように聞いたらよいでしょうか？」

1-1 初回面接

1-2 継続支援

2 保健指導

3 栄養指導

4 運動指導

5 糖尿病予防と重症化予防

使える理論❷	食べる順番

解　説

　炭水化物を含むご飯より食物繊維を含む野菜を先に食べるというように、「食べる順番を変える」ことで、食後の血糖上昇を防ぐことが報告されています。その研究成果をみると、野菜の量は 150 g 程度使われています。

　しかし、対象者が食べている野菜量は少しだけのことが多く、その効果が期待できません。まずは、食べている野菜の量を確認しましょう。

　次に、朝昼晩の 3 食の食事でも、野菜から先に食べているかどうかを確認します。夕食は野菜を摂るけれど、朝と昼は野菜を食べていないという人も多いかもしれません。少量でも野菜を先に食べて、減量効果が上がっている人は、野菜をよく噛むことで、食欲が抑えられていることが考えられます。この場合、野菜に限らず、汁物を先に食べることでも満腹感が得られ、食べすぎの予防になります。汁物の具で、野菜類は問題ありませんが、いも類は糖質が多いので、あとにする必要があります。

　汁物のいも類と同様に、糖質が多いポテトサラダを野菜だと思って先に食べ、血糖が上がっている人もいますので、要注意です。

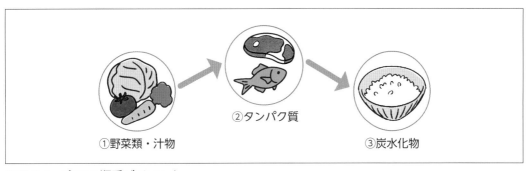

①野菜類・汁物　　②タンパク質　　③炭水化物

■図 3-1　食べる順番ダイエット

Keyword
1

Keyword
2

Keyword
3

Keyword
4

Keyword
5

Keyword
6

Keyword
7

Keyword
8

Keyword
9

Keyword
10

Keyword 3　内臓脂肪

課題❸	ポッコリお腹を何とかしたい

栄養指導者の悩み

　対象者から「このポッコリお腹を何とかしたい」と尋ねられることがあります。「体重が減れば、内臓脂肪も減りますよ」と説明しているのですが、内臓脂肪を減らす食事療法はあるのでしょうか。教えてください。

〈効果的ではない指導〉
- 体重が減れば、内臓脂肪も減りますよ！（具体的な方法を述べていない）

〈対象者の思い〉
- 具体的な食事の内容を教えてほしいなぁ

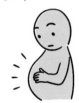

相　談

⊛「ポッコリお腹を何とかしたいという人がいて……」

⊛「ポッコリお腹って、内臓脂肪が多いということだよね」

⊛「そうです。体重が減れば、内臓脂肪も減りますよって、説明しているんですけど、あまり納得されていないようで」

⊛「それは困ったね」

⊛「内臓脂肪を減らす食事ってあるんでしょうか？」

⊛「内臓脂肪の蓄積には、食事の量と質、そして食事のタイミング、つまり夜遅い食事が関係しているんだ」

⊛「食事の量と質、そしてタイミングですね」

⊛「恐らく、その人は食事の量のことではなく、食事の質のことが聞きたかったのかもしれないね」

⊛「そうですね。どんな食事がよいのですか？」

⊛「内臓脂肪の蓄積には GIP という小腸ホルモンが関係しているんだけど……」

⊛「GIP ？」

⊛「そう GIP。この GIP というホルモンを調節する効果があるのがスマート和食なんだ」

⊛「GIP にスマート和食ですか？」

使える理論❸	スマート和食

解　説

　内臓脂肪が皮下脂肪とは異なる性質をもち、糖尿病や動脈硬化と関係があるとわかったのが 1990 年代です。いわゆるポッコリお腹は、内臓脂肪がたまっている人の特徴です。

　内臓脂肪の蓄積には、食事の量だけでなく、食事の質や食べる時間帯が関係しています。この内臓脂肪を減少させるために考案されたのが「スマート和食」です。

　高脂肪食を摂った際に、脂肪が蓄積するのは、小腸ホルモンである GIP が関係しています。「スマート和食」は、食後の GIP の分泌を抑制する効果があることがわかってきました。ちなみに、英語のスマート（Smart）には「ほっそりした」という意味以外に「洗練された」や「賢い」などの意味もあります。

　「スマート和食」には、以下の 3 つのポイントがあります。

　1 つめは、良質なたんぱく質を摂ること。2 つめは、脂質を摂るならオメガ 3。3 つめは、食物繊維をたっぷり摂ることです。

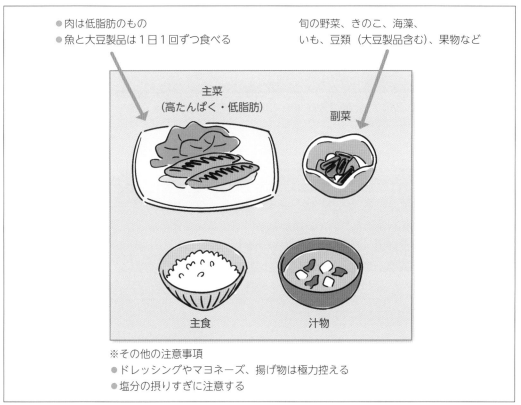

●肉は低脂肪のもの
●魚と大豆製品は 1 日 1 回ずつ食べる

旬の野菜、きのこ、海藻、
いも、豆類（大豆製品含む）、果物など

主菜
（高たんぱく・低脂肪）

副菜

主食

汁物

※その他の注意事項
●ドレッシングやマヨネーズ、揚げ物は極力控える
●塩分の摂りすぎに注意する

■図 3-2　スマート和食（例）

1-1 初回面接
1-2 継続支援
2 保健指導
3 栄養指導
4 運動指導
5 糖尿病予防と重症化予防

Keyword
1

Keyword
2

Keyword
3

Keyword
4

Keyword
5

Keyword
6

Keyword
7

Keyword
8

Keyword
9

Keyword
10

Keyword 4　聞き取り

課題❹	聞き取りに時間がかかる

栄養指導者の悩み

　食事の聞き取りに時間がかかってしまい、食事の行動目標をつくることができません。短時間で食事の行動目標を立てるには、どのようにしたらよいでしょうか？

〈効果的ではない指導〉

　●普段、どんな食事をされていますか？

　（聞き取りだけで、時間が過ぎる）

〈対象者の思い〉

　●普段の食事はいろいろなんだけど……

相　談

　㊤「先生、具体的な食事の行動目標を立てようと思って、食事内容の聞き取りをしているんですが、時間がかかってしまって」

　㊦「そういうことあるよね。どんなふうに聞き取りをしているの？」

　㊤「朝食から順番に聞いて、間食と飲酒なども尋ねています」

　㊦「なるほど。結構、時間がかかるよね」

　㊤「そうなんです」

　㊦「朝昼晩と尋ねると、いろいろ聞きたくなるしね」

　㊤「はい……」

　㊦「順序よく話してくれる人もいれば、そうでない人もいるからね」

　㊤「短時間で食事の行動目標を立てるよい方法、何かありませんか？」

　㊦「それなら、自己評価への質問が役に立つかもしれないね」

　㊤「自己評価への質問ですか？　それ教えていただけますか」

使える理論❹　食事の自己評価

解　説

　短時間で食事の行動目標を立てるには、自己評価の質問が役に立ちます。

　まず、現在の食生活を 100 点満点で自己評価してもらいます。たとえば、対象者の人が 60 点と答えた場合には、「60 点もあるんですね」とほめた後に、「具体的にはどんなことに気を配っておられますか？」と、その理由を尋ねます。その言動から食事の知識ややる気などを推察することができます。

　次に、「もし将来の健康を考えたときに、今の 60 点から＋ 10 点をするとしたら、どんなことにチャレンジされますか？」と尋ねてみましょう。そうすると、「夕食後のアイスをやめる」など、具体的な食事の行動目標を引き出すことができます。

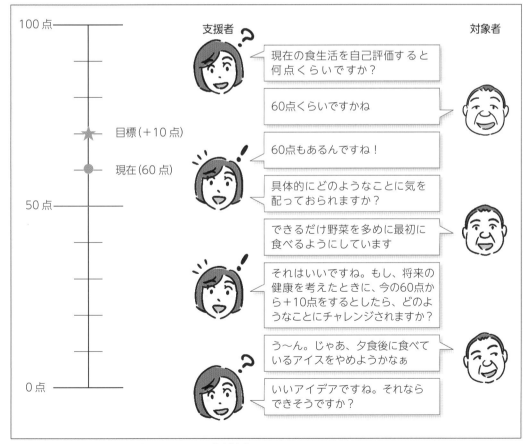

■図 3-3　食事の自己評価スケールと指導例

Keyword 5　アルコール	
課題❺	**お酒を減らしたい**

栄養指導者の悩み

　メタボで肝障害がある対象者に「飲酒量を減らしましょう」「休肝日をつくりましょう」と指導しているのですが、なかなかうまくいきません。お酒を減らしたい人への上手な指導法について教えてください。

〈効果的ではない指導〉

- 飲酒量を減らしましょう！（指示が曖昧）
- 休肝日をつくりましょう！（指示が具体的ではない）

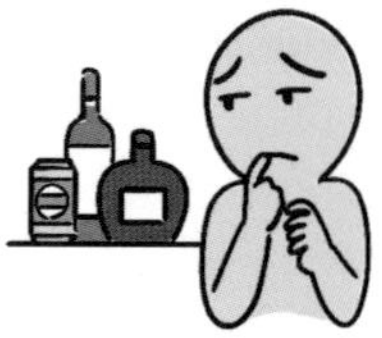

〈対象者の思い〉

- それがなかなかできない

相　談

保「先生、飲酒指導について教えてください」
坂「どんなこと？」
保「私、お酒を飲まないので飲酒指導が苦手で、ポイントを教えていただけますか？」
坂「まずは、AUDIT などを用いて問題飲酒があるかどうかを判定しよう。もし、アルコール依存が疑われるときは禁酒、それ以外は節酒からすすめます」
保「AUDIT で判定するんですね。その次は？」
坂「節酒プログラム（HAPPY プログラム）を用いるといいよ。飲酒のメリットとデメリットを比較したり、節酒する意義についてアドバイスしたりして、具体的な行動目標を決めるんだ」

使えるツール❶	HAPPY プログラム

解　説

　飲酒指導は、「飲酒量を減らしましょう」「休肝日をつくりましょう」など、提案型の指導で終わることが多く、指導者自身も飲酒指導に苦手意識があるため、指導に難渋することが少なくありません。アルコール依存症は禁酒、それ以外は節酒となるため、スクリーニングが大切となります。そのために、用いられるのが AUDIT です。

　特定保健指導では、15 ～ 40 点はアルコール依存の疑いがあると判定され、専門医療機関への受診をすすめます。8 ～ 14 点は「問題飲酒がある」と判定され、節酒支援が必要となります。その節酒支援に使用されるのが HAPPY プログラム（Hizen Alcoholism Prevention Program by Yuzuriha）です。

　HAPPY プログラムとは、国立病院機構肥前精神医療センターによって開発されたアルコール依存症に至る前段階の多量飲酒者への介入プログラムです[29, 30]。この HAPPY プログラムが「特定保健指導にも使える集団節酒指導プログラム」として改編されています。

■表 3-3　AUDIT による判定と対応

AUDIT*の点数	判定	対応
15 ～ 40 点	アルコール依存の疑い	専門医療機関への受診
8 ～ 14 点	問題飲酒あり	節酒支援
0 ～ 7 点	問題飲酒なし	介入は不要

＊ AUDIT（Alcohol Use Disorders Identification Test；アルコール使用障害同定テスト）

1-1 初回面接
1-2 継続支援
2 保健指導
3 栄養指導
4 運動指導
5 糖尿病予防と重症化予防

Keyword 6　糖質制限

課題❻	夕食の白米は食べない

栄養指導者の悩み

保健指導をしていると「夕食の白米は食べない」など、糖質を制限している人がいます。そんな人への指導の仕方を教えてください。

〈効果的ではない指導〉
- ご飯を抜かずにバランスよく食べましょう
（対象者の思いを確認していない）

〈対象者の思い〉
- 少しでもカロリーを減らしたいのに……

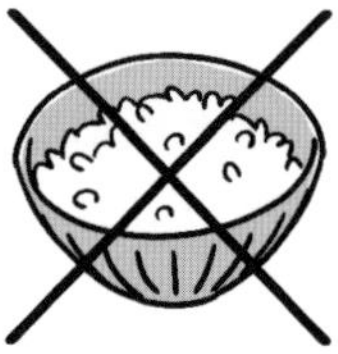

相　談

保「先生、糖質制限について教えてください」
坂「どんなこと？」
保「夕食の白米は食べないっていう人がいて、ご飯を抜かずに、バランスよく食べましょう！って説明しているんですけど、あまり納得されていない様子で……」
坂「なるほど。自分では少しでもカロリーを減らそうと思っているのに、否定された感じがするからね」
保「そうなんです。どんな説明をしたらよいですか？」
坂「まずは、糖質制限をした感想を聞いてみよう。糖質制限が体質的に向いている人もいれば、向いていない人もいるからね」
保「対象者が、糖質制限のメリットとデメリットをどう感じているかですね」

使える理論❺	緩やかな糖質制限

解　説

　糖質制限は、難治性てんかんの治療などに使用されています。血糖改善目的で緩やかな糖質制限も提唱されていますが、国民健康・栄養調査をみるとまだまだ少数派のようです。

　極端な糖質制限をしなくても、炭水化物の重ね食いなど、炭水化物を摂りすぎている人は、少し減らすだけでも減量や血糖改善に効果が期待できます。

　海外の研究結果をみると、減量のための食事療法は、個別化するべきだとされ、糖尿病予備軍で空腹時インスリン値が低かったり、インスリン感受性が低い人には、糖質制限のほうが減量効果が大きいと報告されています[31-35]。

　対象者に糖質制限の長所と短所を説明して、どのように実践したいと思っているのか、尋ねましょう。

　なお、どんなダイエットが有効かは、人により異なります。その人が満足できて、続けられるダイエットに取り組んでもらうようにアドバイスします。

■表 3-4　糖質制限の長所と短所

メリット	●シンプル ●実践しやすい ●筋肉が減りにくい（運動併用の場合） ●血糖値スパイク・反応性低血糖が起きにくい ● DIT（食事誘発性熱産生）が増える
デメリット	●多くの人が大好きな炭水化物を我慢しなければならない ●主食を控える分、おかず代がかかる ●飲酒量が増える ●体調不良・便秘・ガス、アセトン臭、無自覚低血糖や糖尿病ケトアシドーシスのリスクが増大

1-1 初回面接
1-2 継続支援
2 保健指導
3 栄養指導
4 運動指導
5 糖尿病予防と重症化予防

Keyword 7　早食い

課題❼	昔から、早食いだ

栄養指導者の悩み

栄養指導をしていると、昔から早食いで、早食いが食べ過ぎる原因の一つと考えられる対象者がいます。「なるべく早食いをやめましょう」と指導しているのですが、なかなかうまくいきません。そんな人にどんな説明をしたらよいのか、教えてください。

〈効果的ではない指導〉
- なるべく早食いをやめましょう（指示が曖昧）
- 一口に 30 回、噛みましょう！（理由を述べていない）

〈対象者の思い〉
- 昔から早食いで、そんな簡単にやめられない
- そんな、面倒くさいことできない

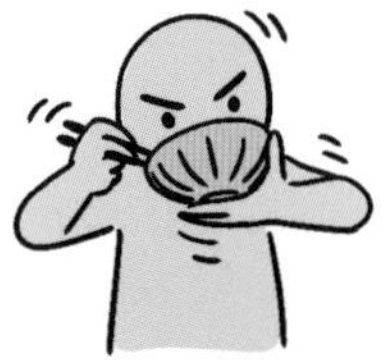

相　談

保「早食いの傾向がある人に、なるべく早食いをやめましょう、って指導しているんですが……」
坂「なるほど。そう説明したら、対象者の反応は？」
保「昔から早食いだ、って言われて。それで、一口に 30 回、噛みましょう、って提案したら、そんな面倒くさいことできない、って拒否されてしまいました」
坂「ハハハ」
保「何かよい方法はありませんか？」
坂「古くは咀嚼法が用いられていたね。ほかにも早食い対策がいくつかあるよ！」
保「それを教えてください！」

1-1 初回面接

1-2 継続支援

2 保健指導

3 栄養指導

4 運動指導

5 糖尿病予防と重症化予防

使えるツール❷	咀嚼法

解　説

　古くは咀嚼王と言われたホーレス・フレッチャー（Horace Fletcher）など、咀嚼や噛む力と健康の関係についてはいろいろと調べられています。

　よく噛む効用を標語にした「ひみこのはがいーぜ」（肥満防止、味覚の発達、言葉の発音、脳の発達、歯の病気予防、がんの予防、胃腸回腸、全力投球）は有名ですが、噛む力は死亡率とも関係していることがわかっています[36]。

　しかし、一口30回噛むのを習慣づけるのは大変です。まずは、「最初の一口を30回噛んでみましょう！」とか、「休日に一口30回噛むチャレンジをやってみましょう！」などを試してもらいます。よく噛むと、三叉神経を介して満腹中枢を刺激するので、食べ過ぎを防ぐことが期待されます[37]。

　咀嚼の回数にこだわらずに、根菜・豆・きのこ類など、食物繊維の多い食材や、こんにゃくなど弾力のある食材にしたり、生野菜や雑穀米など、噛む回数が多くなるようなメニューを工夫するのも効果的です。

■表3-5　噛む回数を増やす作戦

作戦	具体例
咀嚼法	●最初の一口を30回噛んでみる ●休日にチャレンジする ●噛みながら、心の中で「ありがとうございます」を3回唱える
食材の工夫	●食物繊維の多い食材にする ●食材を大きめに切る
調理の工夫	●煮物より生野菜 ●白米より雑穀米 ●軟らかいパンよりフランスパン ●硬めにゆでる、焼きすぎない
食べ方の工夫	●一口ごとに箸を置く（箸置きの使用） ●少しずつ食べる（細い箸を使用）

Keyword
1
Keyword
2
Keyword
3
Keyword
4
Keyword
5
Keyword
6
Keyword
7
Keyword
8
Keyword
9
Keyword
10

Keyword 8　食事記録	
課題❽	**食事記録がつけられない**

栄養指導者の悩み

　対象者に「食事記録をつけて、カロリー計算をしてみてください」とお願いすると、「そんな難しいことはできない」と断られることがあります。**食事のセルフモニタリング**は、どうしたらよいでしょうか。教えてください。

〈効果的ではない指導〉
- 毎日、食事記録をつけてください
- カロリー計算をしてください

〈対象者の思い〉
- 食事記録なんて、そんな面倒なことはできない
- カロリー計算なんて、そんな難しいことはできない

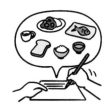

相　談

🈀「先生、食事のセルフモニタリングについて教えてください」
🈡「どんなこと？」
🈀「対象者に、食事記録をつけてみたら、と提案しているんですけど……」
🈡「そうしたら、対象者の反応は？」
🈀「そんな面倒なことはできない、って拒否されて……」
🈡「それは大変だね」
🈀「そうなんです。食べたものをすべて食事記録につけて、カロリー計算してもらったら、食べすぎに気づいてもらえると思うのですが……」
🈡「たしかに。でも、対象者はそれを面倒だと思っているんだね」
🈀「そうです。食事のセルフモニタリングは大切なのに……」
🈡「そうだね。そういう人は、食べたものをすべて記録するというところまでは、動機づけができていないのかもしれないね」
🈀「そんなとき、何かよい方法はありませんか？」
🈡「食事の記録をシンプルにするとよいよ」
🈀「どんなふうにしたらよいでしょうか。教えてください」

| 使えるツール❸ | 食事記録の単純化 |

1-1 初回面接

1-2 継続支援

2 保健指導

3 栄養指導

4 運動指導

5 循環器予防と重症化予防

解　説

　栄養指導では、食事のセルフモニタリングがよく活用されています。しかし、食べたり飲んだりしたものをすべて記録する食事記録は効果的な反面、記録することにストレスを感じる人も少なくありません。そのため、食事記録を「面倒だ！」とやりたがらない対象者も多いと思います。

　そういうときには、記録をシンプルにする方法があります。

　朝と昼は定番で、夕食に課題がある人なら、夕食のみ食事記録をつけてもらいます。

　間食に課題がある人なら、間食だけを記録する「おやつ日記」をつけてもらいます。

　飲酒に課題がある人には、缶ビールの本数など「アルコール日記」をつけてもらいます。

　外食中心の人は、外食した店を記録してもらったり、写真をとってもらう方法もあります。

　食事の量や塩分は体重に反映されますので、併せて体重を記録してもらうのも効果的です。

■表 3-6　食事のセルフモニタリングの単純化

課題	具体例
夕食	朝と昼は定番なので、夕食のみを記録する
間食	おやつ日記をつける
飲酒	缶ビールの本数など、飲んだ量を記録する
外食	食事した店名を記録。頼んだ料理を食べる前に撮影する
野菜	３食の中で摂ったら○。何皿食べたかを記録する
食事量	体重を記録する
塩分量	体重を記録する

Keyword 9　カロリー計算

課題❾	カロリー計算は面倒だ

栄養指導者の悩み

対象者にカロリー計算を促しています。そうすると、「カロリー計算は面倒だ」という人がかなりいます。そういった人への上手なアプローチを教えてください。

〈効果的ではない指導〉

- 食べた食事や間食のカロリーを計算してみてください

（相手に丸投げしている）

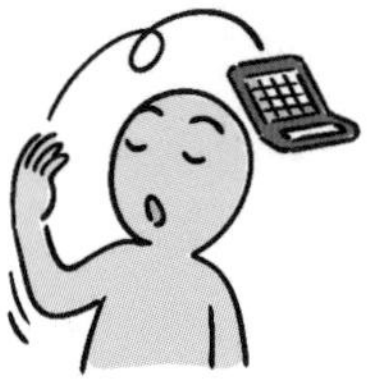

〈対象者の思い〉

- カロリー計算なんて面倒くさい

相　談

保「対象者で、どうもカロリーオーバー気味の人がいるのですが……」
坂「どのように指導したの？」
保「対象者に食べているカロリーを知ってもらおうと思って、食事のカロリー計算をしてみたら、って提案したんですけど……」
坂「そうしたら？」
保「カロリー計算は面倒だ、って答えられて」
坂「それは困ったね」
保「そうなんです。何かよい方法はありませんか？」
坂「たいていそういう人は、ポーションサイズが大きいから、ポーションコントロールを使うとよいよ」
保「ポーションコントロール？　それを教えていただけますか」

使える理論❻	ポーションコントロール

解　説

　肥満者が選ぶ 1 人前のポーションサイズ（メニューの分量）は、そうでない人に比べて大きいことが知られています。大きめの食品や甘味飲料を選んだり、大盛りを注文したり、バイキングでは何度も料理を取りに行くなどの行動がみられます。

　肥満者は、空腹や満腹の程度よりも食品のサイズに合わせて、食べる量を調節したり（適合性メカニズム）、1 パックなど量や大きさにかかわらず一度に食べてしまう（単位バイアス）傾向があります。また、過去の経験から、このくらいなら食べられるという思い込みがはたらくこともあります。

　栄養指導では、「茶碗を一回り小さくする」「弁当箱をワンサイズ小さくする」「大盛りではなく普通盛りを注文する」「小袋の菓子を買う」などのポーションコントロールが用いられています。

　海外では、直径 10 インチ（約 23 cm）の丸いプレートが減量指導に用いられています[38]。

　日本版のヘルシープレートの介入群では、3.7 kg の減量効果が報告されています[39]。ヘルシープレートは、減量、血糖改善、透析予防など、用途に合わせて使い分けることができます（図 3-4）。

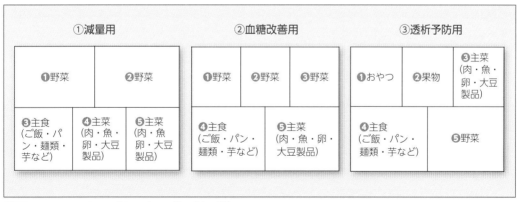

■図 3-4　ヘルシープレートの盛り付け例

Keyword **1**	
Keyword **2**	
Keyword **3**	
Keyword **4**	
Keyword **5**	
Keyword **6**	
Keyword **7**	
Keyword **8**	
Keyword **9**	
Keyword **10**	

Keyword 10　ストレス	
課題❿	ストレスで食べすぎる

栄養指導者の悩み

　対象者のなかに「ストレスで食べすぎる」という人がいます。「何かストレス解消法はないんですか？」と尋ねると、「食べることがストレス解消法」と答えられます。そういった人へのアプローチについて教えてください。

〈効果的ではない指導〉
　●食べすぎないために、何かストレス解消法はないんですか？

〈対象者の思い〉
　●食べることがストレス解消法なんだけど……

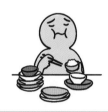

相　談

㋪「保健指導をしていたら、ストレスで食べすぎるという人がいます」

㋐「そういう人いるよね。どうしているの？」

㋪「何かストレス解消法はないんですか？　って尋ねたら、食べることがストレス解消法だ、なんて言われて……」

㋐「それは困ったね。ストレスを免罪符に食べたり、飲んだり、タバコを吸ったりしている人は多いよね」

㋪「やっぱり、そうですよね」

㋐「それを見極めるには、ストレスがないときはどうしているかを考えるとよいよ」

㋪「たしかに、ストレスがあるときに食べている人は、ストレスがないときも食べているかもしれませんね」

㋐「そうだね。ストレス解消法を尋ねるときも、食べること以外のストレス解消法はありませんか？　って聞くとよいよね」

㋪「あっ、それはよいですね」

㋐「あと、ストレス方程式があるとわかりやすいかもね」

㋪「ストレス方程式って何ですか？　それを教えていただけますか」

使える理論❼	ストレス方程式

解　説

　ストレスがたまると、心身にさまざまな症状が出てきます（**ストレス症状**）。頭痛や胃痛など身体症状に出る人、イライラや不安など精神症状が表に出る人、なかには飲酒や喫煙本数が増えたり、買い物などでストレスを解消しようとする人もいます。こうしたストレスの原因となるのが**ストレッサー**です。

　しかし、ストレッサーがあれば必ず、ストレス症状が現れるとは限りません。ストレスの受け止め方が大切です。この受け止め方次第でストレス症状の現れ方も変わってくるのです。

　ストレスで食べすぎる人は、ストレッサーを取り除くことを考えます。しかし、例えば、嫁姑の日常のいらだち事があっても、その原因である姑（ストレッサー）は簡単に取り除くことはできません。その場合には、ストレッサーと時間的・物理的に距離を置くようにします。具体的には、「先生に言われたから、ダイエットのために運動してきます」と告げて、気分転換になるようなウォーキングをして、大きな声で「バカヤロー」などをいうことで気持ちが落ち着き、ダイエットに前向きに取り組めます。

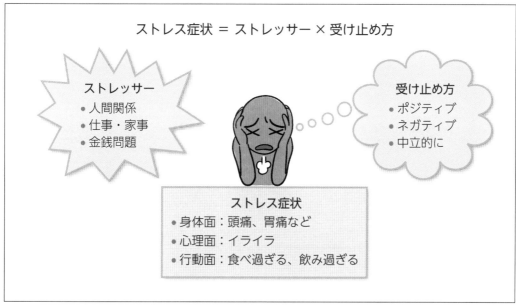

ストレス症状 ＝ ストレッサー × 受け止め方

ストレッサー
- 人間関係
- 仕事・家事
- 金銭問題

受け止め方
- ポジティブ
- ネガティブ
- 中立的に

ストレス症状
- 身体面：頭痛、胃痛など
- 心理面：イライラ
- 行動面：食べ過ぎる、飲み過ぎる

■図 3-5　ストレス方程式

1-1 初回面接
1-2 継続支援
2 保健指導
3 栄養指導
4 運動指導
5 糖尿病予防と重症化予防

第4章

運動指導に役立つ
キーワードと理論

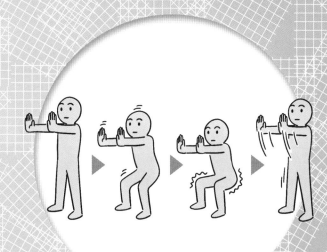

運動指導の課題から考える

運動習慣のない対象者に運動指導で成果をあげるのは簡単ではありません。「運動する時間がない」「仕事で疲れてその気にならない」など言い訳は山ほど出てくるでしょう。そんな対象者に何を伝えれば、動機づけられるか考えていきましょう。

細切れ運動のススメ !!

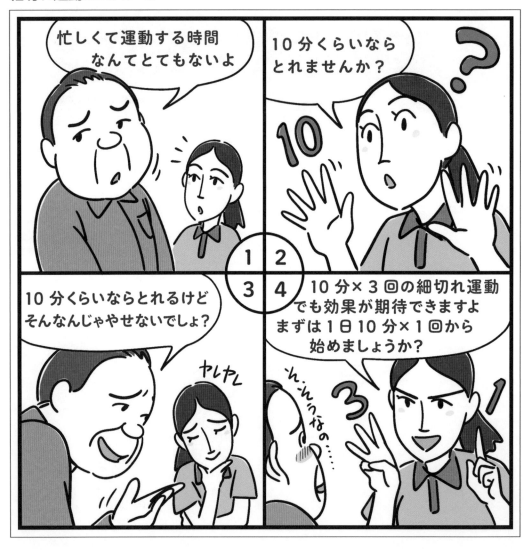

運動指導で役立てる理論とツール

■表 4-1　運動指導で使えるキーワードと理論

	キーワード	課　題	使える理論・ツール
1	減量	歩いているのにやせない	インターバル速歩
2	歩行速度	歩くのが遅くなってきた	歩行速度
3	歩数	閉じこもり気味だ	歩数計
4	テレビ	一日中テレビを視聴している	テレビの視聴時間
5	運動	運動する時間がない	細切れ運動
6	血圧	運動で血圧を下げたい	ハンドグリップ法
7	血糖	運動で血糖を下げたい	7 秒スクワット
8	質問票	質問票の活用法は？	標準的な質問票
9	腰痛	座位時間が長い	腰痛体操

Keyword
1

Keyword
2

Keyword
3

Keyword
4

Keyword
5

Keyword
6

Keyword
7

Keyword
8

Keyword
9

Keyword 1　減量

課題❶	歩いているのにやせない

運動指導者の悩み

　減量するために、体重や歩数の記録を積極的にすすめているのですが、「頑張って歩いているのにやせない」という人がいます。こういった人へ、どのように説明したらよいかを教えてください。

〈効果的ではない指導〉
- 運動だけでなく、食事にも気をつけられたらどうですか？
　（疑問に答えていない）
- もっと長い時間、歩かれたらいかがですか？（長く歩く効果を述べていない）

〈対象者の思い〉
- 食事にも気をつけている
- そんなに長い時間、歩けない

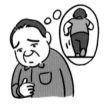

相　談

- 保「先生、対象者に体重や歩数の記録を積極的にすすめているのですが……」
- 坂「それはいいね」
- 保「頑張って歩いているのにやせない、と言う人がいます」
- 坂「なるほど。そんなときにはどんなふうに対応しているの？」
- 保「運動だけでなく、食事にも気をつけられたらどうですか？　とか、もう少し、時間や距離を延ばしてみては？　と提案してみたんですけど、食事にも気をつけているし、そんなに長い時間は歩けない、と言われて……」
- 坂「そういう人は、もしかすると、運動の強度が足らないのかもしれないね。運動強度を高めたウォーキングをするなら、インターバル速歩が役立つかもしれないよ」
- 保「それ、教えていただけますか？」

1-1 初回面接

1-2 継続支援

2 保健指導

3 栄養指導

4 運動指導

5 糖尿病予防と重症化予防

使える理論❶　インターバル速歩

解　説

「長く歩いているのにやせない」という人は、ゆっくり長く歩いている可能性があります。運動強度が不足しているため、運動強度を上げる工夫が必要です。その一つが、能勢博教授（信州大学）が考案した速歩とゆっくり歩きを交互に繰り返して行う「インターバル速歩」です。

たとえば、準備体操をしっかり行った後「早歩き 3 分 ➡ ゆっくり歩き 3 分 ➡ 早歩き3 分 ➡ ゆっくり歩き 3 分」を行います。早歩きとゆっくり歩きを交互に 3 分ずつ行うわけです。

このインターバル速歩を行うことで、体力の向上だけでなく、インスリンの感受性改善を介して、2 型糖尿病の血糖コントロールを改善させる効果もあります[40-43]。

1 日 30 分、週 4 回を目標にして、背筋を伸ばして、少し大きめの歩幅で歩きましょう。

インターバル速歩を行った後には、牛乳など良質なたんぱく質を摂取すると、筋肉の回復と増強が期待できるので、おすすめです。

少し脈拍を上げるような強めの運動をすることがポイントになります。ヘルスケアアプリを用いて、脈拍を確認してみましょう。

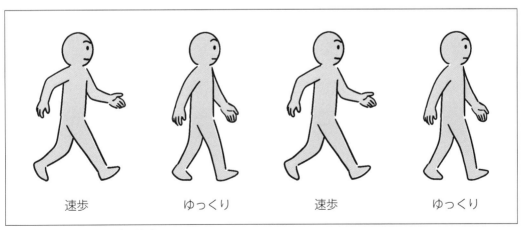

| 速歩 | ゆっくり | 速歩 | ゆっくり |

■図 4-1　インターバル速歩

Keyword
1

Keyword
2

Keyword
3

Keyword
4

Keyword
5

Keyword
6

Keyword
7

Keyword
8

Keyword
9

Keyword 2　歩行速度

課題❷	歩くのが遅くなってきた

運動指導者の悩み

　高齢の対象者から「最近、歩くのが遅くなってきた」と相談されることがあります。そういったとき、どのようなアドバイスをしたらよいのでしょうか。教えてください。

〈効果的ではない指導〉
- それは年のせいですよ。遅くならないようにしてください
　（説明になっていない）

〈対象者の思い〉
- 年のせいなのはよくわかっている。遅くならないアドバイスがほしい

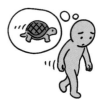

相　談

- 保「高齢の対象者から、最近、歩くのが遅くなってきたって言われまして」
- 坂「なるほど。たしかに、歩く速度は6番目のバイタルサインともいわれていて、健康と密接に関係しているからね」
- 保「えっ、そうなんですか」
- 坂「転倒だけでなく、心血管疾患や死亡のリスクとも関係しているんだよ。それで、そんなときにはどうしているの？」
- 保「何かアドバイスしなきゃいけないと思って、加齢によって歩く速度は遅くなります。これからも遅くならないように運動しましょう！　と言ったんですけど……」
- 坂「対象者は納得していなさそうなんだね」
- 保「そうなんです」
- 坂「その人は遅くならないようにするアイデアがほしかったのかもしれないよね」
- 保「たしかに。どんなアイデアがありますか？」

使える理論❷	歩行速度

解　説

　歩行速度は下肢筋力や神経機能低下を表すよい指標で、血圧、脈拍、呼吸、体温、痛みに続く「6 番目のバイタルサイン」といわれています。

　65 歳以上の高齢者を対象とした 9 つの研究（12,901 名）をまとめたメタ解析では、歩く速度が遅くなると心血管による死亡が増え、死亡に対するリスクが約 2 倍（1.89 倍）に上がったという報告がなされています。また、オーストラリアの 70 歳以上の男性を対象に、5 年間にわたり行った観察研究では、死亡に関して感度と特異度が最も高かったのは時速 3 km（0.8 m/ 秒）で、時速 5 km（1.3 m/ 秒）より速くなると追跡調査中に死亡した人はいなくなったという報告もされています。

　歩行速度は、「ストライド（歩幅）」と「ピッチ」で決まっています（歩行速度＝ストライド×ピッチ）。ピッチを速くするには、腕を少し速く振ると歩くピッチも速くなります。テンポが BPM（beat per minute）120 前後、つまり 1 秒間に 2 拍のテンポの音楽に合わせて歩けば、1 秒間に 2 歩のピッチとなります。

　ストライドを広げるためには、下半身の筋力増強やストレッチが大切です。

　お気に入りの音楽からテンポの合うものを選んで、音楽に合わせて楽しくウォーキングを行うとよいでしょう。歩行速度を速くするアイデアを表 4-2 にまとめています。

■表 4-2　歩行速度を速くするアイデア

方法	具体例
荷物を減らす	体重を減らす 重い荷物を持たない
歩きやすく	歩きやすい靴やインソールにする 歩きやすい服装にする 手持ちかばんからリュックサックにする
ピッチを速く	腕を前後にしっかり振る 速いテンポの音楽を聞きながら歩く インターバル速歩を取り入れる
歩幅を広く	ハムストリングや大腰筋を鍛える カーフストレッチやスクワットなどの筋トレをする
コースの設定	平坦なコースと坂道や階段などを組み合わせる
歩行速度を確認	歩行速度を測定する（ヘルスケアアプリを活用して、距離と時間から）
その他	スマートフォンを見ながら歩かない ウォーキングを楽しむ

Keyword
1

Keyword
2

Keyword
3

Keyword
4

Keyword
5

Keyword
6

Keyword
7

Keyword
8

Keyword
9

Keyword 3　歩数	
課題❸	閉じこもり気味だ

運動指導者の悩み

　対象者から「閉じこもり気味であまり外に出ない」という人がいます。「できるだけ歩きましょう！」とアドバイスしているのですが、なかなかうまくいきません。そういった人に、どのようなアドバイスをしたらよいのでしょうか。教えてください。

〈効果的ではない指導〉
- できるだけ外に出ましょう！（指示が曖昧）
- できるだけ歩きましょう！（指示が曖昧）

〈対象者の思い〉
- できるだけ外に出たくないのだけど……
- できるだけなら歩かなくてもいいのでは……

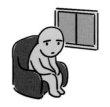

相　談

㊝「コロナ禍で閉じこもり気味の対象者への支援なのですが……」

㊐「今はどんな支援をしているの？」

㊝「ご自身も閉じこもり気味だという自覚はあるので、できるだけ外に出ましょう！　とか、できるだけ歩きましょう、などとアドバイスしています」

㊐「なるほど。対象者の反応は？」

㊝「やっぱり、できるだけ外に出たくないって顔をされます」

㊐「そういった人には、閉じこもり具合を数値化するとよいよね」

㊝「閉じこもり具合をどうやって数値化するのでしょうか？」

使えるツール❶	歩数計

解　説

　日本人の日常生活上の歩数は 2,000 ～ 4,000 歩で、これを「生活歩数」と呼びますが、閉じこもり気味の人は、生活歩数が激減しています。

　まずは、歩数計やスマートウォッチなどで対象者が一日にどのくらい歩いているかを自分で確認してもらいましょう。最近では、スマートフォンのアプリを利用して簡便に歩数を測定することができるようになりました。

　次に、歩数と健康指標を示した表（表 4-3）を提示して、歩かないことによる健康リスクを説明します。

　よく「健康のためには 1 日 1 万歩」歩くとよいと言われますが、そこまで歩かなくても、1 日 8,000 ～ 9,000 歩ぐらいでも高血圧、糖尿病、睡眠時無呼吸症候群、胃食道逆流症などの発症が少なくなることが報告されています[44-46]。

　また、歩数計を装着することで、たとえ特定の目標や動機がなくても、1 日の歩数が増加することも報告されています。

　健康リスクに気づいてもらって、目的とする健康指標の歩数を目指して、少しずつでも歩数を増やしてもらうとよいでしょう。

■表 4-3　歩数と健康指標の関係

歩数	健康指標
12,000 歩	肥満
10,000 歩	メタボ
8,000 歩	高血圧、糖尿病、脂質異常症
7,000 歩	筋減少症、体力低下、がん、動脈硬化、骨粗鬆症
5,000 歩	認知症、心疾患、脳卒中
4,000 歩	うつ病
2,000 歩	寝たきり

※青柳幸利先生の「高齢者の歩数と予防できる病気との関係」の研究成果から引用・改変

Keyword
1

Keyword
2

Keyword
3

Keyword
4

Keyword
5

Keyword
6

Keyword
7

Keyword
8

Keyword
9

Keyword 4　テレビ

課題❹	一日中テレビを視聴している

運動指導者の悩み

　対象者から「一日中テレビを視聴している」と言われまして、「テレビ CM の合間に何か運動しましょう！」とアドバイスしているのですが、なかなかうまくいきません。そういった人には、どのようなアドバイスをしたらよいのでしょうか。教えてください。

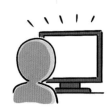

〈効果的ではない指導〉
- テレビの合間に何か運動しましょう！（指示が曖昧）

〈対象者の思い〉
- CM の間に運動なんてできないよ

相　談

㋭「運動不足気味の対象者から、一日中テレビを見ている、と言われました」
㋬「それで？」
㋭「それじゃあ、テレビ CM の合間に何か運動してみては？　と提案しているのですが、なかなか実行してくれません」
㋬「なるほど。それは困ったね。テレビの視聴時間は不活動の時間と相関しているからね」
㋭「はい……」
㋬「それに、肥満や 2 型糖尿病などのリスクを高めるといわれているからね。テレビの視聴時間を減らす作戦を一緒に立てるといいよ」
㋭「それ、いいですね。その作戦を教えてください」

使える理論❸	テレビの視聴時間

解　説

　テレビの視聴時間は不活動の時間と相関し、身体活動量と独立して、2 型糖尿病、心血管疾患、全死亡のリスクを高めることがわかっています [47]。

　テレビを見ながらゴロゴロしている、ながら食いをしている以外に、料理番組やグルメ番組を見て食欲が刺激され、食べすぎやカロリーの取りすぎにつながっていることが、糖尿病になりやすい理由として考えられています。

　「コマーシャルになったら、一度立ち上がる」など、座位をストップすることや、テレビの視聴時間自体を減らす作戦を対象者と一緒に立てるとよいかもしれません。

■表 4-4　テレビの視聴時間を減らす 10 の作戦

　1．朝起きてすぐに、テレビのスイッチを入れない

　2．食事中はテレビのスイッチを切る

　3．テレビを見ながら、ゴロゴロしない

　4．テレビを見ながら、「ながら食い」をしない

　5．部屋を出るときは、テレビのスイッチを切る

　6．グルメ番組や大食い番組を見ない

　7．面白くない番組や商品を宣伝する番組になったらすかさず消す

　8．コマーシャルになったら、一度立ち上がる

　9．テレビを寝室に置かない

　10．テレビをつけながら、寝床に入らない

1-1 初回面接
1-2 継続支援
2 保健指導
3 栄養指導
4 運動指導
5 糖尿病予防と重症化予防

Keyword
1

Keyword
2

Keyword
3

Keyword
4

Keyword
5

Keyword
6

Keyword
7

Keyword
8

Keyword
9

Keyword 5　運動

課題❺	運動する時間がない

運動指導者の悩み

　対象者に「何か運動しましょう！」と提案すると、「歩く時間がない」と拒否されることがあります。そういった人にどんなアドバイスをしたらよいのでしょうか。教えてください。

〈効果的ではない指導〉

●何か運動しましょう！（指示が曖昧）

●時間を見つけて何か運動しましょう！（指示が曖昧）

〈対象者の思い〉

●歩いたり、運動したりする時間がない

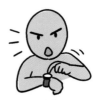

相　談

㊞「運動不足気味の対象者に、何か運動しましょう！　って提案すると、歩く時間がないって拒否する人がいて……」

㊞「それは困ったね」

㊞「そうなんです。そんな場合にどう指導したらよいですか？」

㊞「まずは、この人は "運動＝歩くこと"、そして長く歩かないと効果がないと勘違いしているかもしれないよね」

㊞「そうかもしれません。30分以上運動しないと脂肪は燃えないって聞いたけど、その30分歩く時間がない、って言われました」

㊞「そういう人には、まずは、30分以上歩かなくても、10分×3回や15分×2回の細切れ運動でも減量効果は変わらない。むしろ減量効果は高くなる、と伝えてみよう！」

使える理論❹　細切れ運動

解　説

　「何か運動してください」と提案すると、「運動する時間がない」と抵抗される、働き盛りの対象者がいます。そういった人に「時間を見つけて運動しなさい！」と指導してもうまくいきません。では、どのように指導したらよいでしょうか。

　まずは、「30分以上、運動しないと脂肪は燃えない」と誤解している可能性があるので、「10分×3回」や「15分×2回」などの「細切れ運動」でも体力向上や減量効果が期待できることを説明します[48-50]。

　実は、1回30分の連続運動よりも細切れ運動のほうが減量効果が高かったという報告もあります。その研究では、最初から1日に10分を3回ではなく、10分の運動を1日1～2回からスタートして、段階的に1日に3回、10分の運動を行うことを推奨しています。これがスモールステップ法です。

　「10分だけなら運動できる」と対象者に思わせるのがポイントです。「10分だけ歩こう」と思って外に出てみたら、「いつの間には30分も歩いてしまった」ということはよく起こります。まずは、歩く気持ちになってもらうことが大切です。

　18の研究を集めたメタ解析でも、細切れ運動は減量に効果があることが示されています。その分析結果を見ると、10週以上行うほうが減量効果が大きかったようです。

　「まずは、1日に1回10分からスタートして、1日3回、トータル30分を目標に、3か月続けてみましょう」と提案してみてはどうでしょうか。

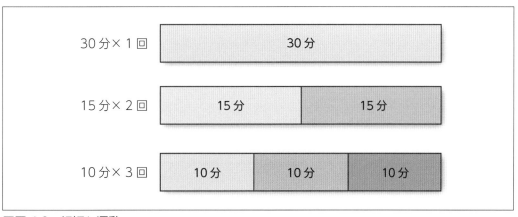

■図 4-2　細切れ運動

Keyword
1
Keyword
2
Keyword
3
Keyword
4
Keyword
5
Keyword
6
Keyword
7
Keyword
8
Keyword
9

Keyword 6　血圧	
課題❻	運動で血圧を下げたい

運動指導者の悩み

　食事には気をつけているけれど、血圧がなかなか下がらないという人がいます。そういう人に「何か運動しましょう！　しかし、筋力トレーニング（以下、「筋トレ」という）は血圧が上がりやすいので禁物です」と説明しているのですが、これで正しいのでしょうか。教えてください。

〈効果的ではない指導〉
- ●ウォーキングなど有酸素運動がよいですよ！（ほかにも方法がある）
- ●筋トレは血圧を上げるので禁物です（そうとは限らない）

〈対象者の思い〉
- ●ウォーキングをする時間がとれない
- ●そうか、自分は筋トレをやってはダメなんだ

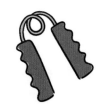

相　談

🅟「先生、血圧が高めの人がいて、食事には気をつけているけれど、なかなか血圧が下がらないという人の指導法なんですが……」

🅢「運動をすすめているんでしょう？」

🅟「はい。でも、ウォーキングなどの有酸素運動がよいですよ、って説明すると、ウォーキングは時間がかかるから、そんな時間はとれないと拒否されます」

🅢「それは困ったね。筋トレはどう？」

🅟「えっ、筋トレは息こらえをするし、血圧が上がるんじゃないんですか？」

🅢「息をこらえずに、自重で、1、2、3 …… とカウントしながら行う筋トレなら血圧を上げませんよ。たとえば、アイソメトリックのハンドグリップ法は手軽に取り組めてよいよね」

使える理論❺	ハンドグリップ法

解　説

　血圧に関しては、ウォーキングなどの有酸素運動、筋肉に負荷をかける動作を繰り返し行うレジスタンス運動のどちらでも血圧を下げる効果が期待できます。

　レジスタンス運動は、大きく 2 つに分けられます。一つは、スクワットなどのアイソトニック（等張性筋収縮）。もう一つは、アイソメトリック（等尺性筋収縮）があります。

　最近、血圧の運動療法として注目されているのが、アイソメトリックのレジスタンス運動である「ハンドグリップ法」です。ハンドグリップ法を行うことで、一酸化窒素（NO）が全身をめぐり、血管を拡張させ、血圧を低下させます[51-52]。

　この方法は、最大握力の 3 割のパワーで 2 分間ハンドグリップを握り、その後 1 分間休みます。それを左右交互に 2 回ずつ行います。最近ではこれに代わる方法として、最大握力の 6 割のパワーで 30 秒間左右交互にハンドグリップを握り、続けて 8 回行う方法も試されています。

　「運動する時間がなかなかとれない」という人に対しては、時間や場所を選ばずに手軽に行えるハンドグリップ法を提案してみるとよいでしょう。

　握力が 30 kg の人なら 10 kg のハンドグリッパーで大丈夫です。最近では 100 円ショップでも買えるので、まずは 10 kg のハンドグリッパーを試してみるとよいかもしれません。

　ハンドグリッパーを使わずに、タオルを丸めたものや、ペットボトルを使って行うこともできます。

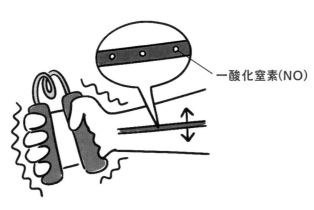

一酸化窒素(NO)

Keyword 1
Keyword 2
Keyword 3
Keyword 4
Keyword 5
Keyword 6
Keyword 7
Keyword 8
Keyword 9

Keyword 7　血糖

課題❼	運動で血糖を下げたい

運動指導者の悩み

　血糖が気になる人から「何か運動したいと思っているが、歩く時間がない」という人がいます。こういう人には、どのようなアプローチをしたらよいのか、教えてください。

〈効果的ではない指導〉
- 時間ができたときに歩いてはいかがでしょう
（指示が曖昧）

〈対象者の思い〉
- 普段から、そうしている

相　談

- 保「血糖が高めの対象者で、何か運動したいと思っているけれど歩く時間がない、という人がいまして……」
- 坂「なるほど。そんな人にはどんなふうに説明しているの？」
- 保「時間ができたときに歩いてはいかがでしょうって説明したところ、休みの日は歩いている、と言われてしまいました」
- 坂「それは困ったね」
- 保「そうなんです。血糖を下げるには有酸素運動がよいっていうし」
- 坂「有酸素運動だけでなく、筋トレも血糖を下げるし、糖尿病予防にもなるよ！」

使えるツール❷	７秒スクワット

解　説

　「運動で何とか血糖を下げたい。でも、ウォーキングなどをする時間がとれない」という人におすすめなのが筋トレです。

　ジムに通って、専門家の指導の下、マシンを使って行う筋トレも効果的ですが、自分の体重（自重）を用いた筋トレならお金もかからず、すぐに始めることができます。筋トレは糖をエネルギー源として利用するだけでなく、インスリン感受性を改善させます。

　スクワット、腕立て伏せ、腹筋が自重を利用した筋トレの代表ですが、なかでも筋肉量の多い下半身を使うスクワットがおすすめです。

　ゆっくりと５秒間かけて下がり、２秒キープし、さっと立ち上がる「７秒スクワット」が、実施しやすくおすすめです。

　10回を１セットとし、休憩をはさんで１日に３セット。週に３回を目標にしましょう。対象者には月曜、水曜、金曜は筋トレの日と決めて行うよう提案するのもよいかもしれません。

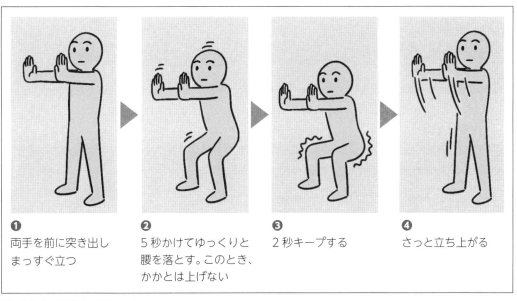

❶ 両手を前に突き出しまっすぐ立つ　❷ ５秒かけてゆっくりと腰を落とす。このとき、かかとは上げない　❸ ２秒キープする　❹ さっと立ち上がる

■図 4-3　７秒スクワット

Keyword
1

Keyword
2

Keyword
3

Keyword
4

Keyword
5

Keyword
6

Keyword
7

Keyword
8

Keyword
9

Keyword 8　質問票

課題❽	質問票の活用法は？

運動指導者の悩み

　標準的な問診票に運動の項目がいくつかあるのですが、その使い分けについて教えてください。たとえば、運動していないけれど、身体は動かしていて、歩く速度が速い人とか。

〈効果的ではない指導〉

　●何か運動されてはいかがでしょう（指示が曖昧）

〈対象者の思い〉

　●何かって、言われても……

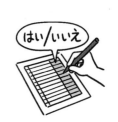

相　談

㋑「先生、標準的な質問票のなかに運動の項目が3つありますよね。その使い分けについて教えていただけますか？」

㋚「たとえば？」

㋑「たとえば、運動していないけれど、身体は動かしていて、歩く速度が速い人とか、いますよね」

㋚「そういう人はどんな人か、想像してみるとよいよ」

㋑「そうですね。体力はあって、仕事では身体を動かしているけれど、時間がなくて運動できていないとか」

㋚「そうだね。あと、変化ステージの質問も参考になるよ。今、改善するつもりがあるかどうかがわかるからね」

㋑「そうか、組み合わせで考えれば、いいんですね」

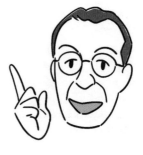

<table>
<tr><td rowspan="2">使えるツール❸</td><td rowspan="2">標準的な質問票</td></tr>
</table>

解　説

　標準的な質問票のなかには「はい」と「いいえ」で答えられる 3 つの質問があります。それぞれ、運動習慣、身体活動、歩行速度を示しています。

　いずれの質問でも「はい」と答えた人は、「いいえ」と答えた人より、1 日あたりの歩数や 3 メッツ以上および 4 メッツ以上の身体活動量ならびに全身持久力が有意に高いことが報告されています[53]。

　現在、運動しているかどうかは、運動習慣（週単位）の項目でわかります。普段からよく動いているかどうかは、身体活動（日単位）の項目でわかります。体力については、歩行速度で推察することができます。

　そして、変化ステージから運動への心の準備状態を推察することもできます。

　たとえば、歩行速度が速くて、運動習慣がなく、改善するつもりがある人は運動をする阻害因子が潜んでいます。「今、体力はあるし、運動について前向きに考えておられるんですね。何が運動への障害になっているかを教えていただけますか？」と尋ねてみるとよいでしょう。これら 4 つの質問を読み解くことが、運動指導に役立ちます。

■表 4-5　標準的な質問票（運動）

項目	質問
運動習慣 （週単位）	1 回 30 分以上の軽く汗をかく運動を週 2 日以上、1 年以上実施していますか？ 1.　はい　2.　いいえ
身体活動 （日単位）	日常生活において歩行又は同等の身体活動を 1 日 1 時間以上実施していますか？ 1.　はい　2.　いいえ
歩行速度	ほぼ同じ年齢の同性と比較して歩く速度が速いですか？ 1.　はい　2.　いいえ
変化 ステージ	運動や食生活等の生活習慣を改善してみようと思いますか。 1.　改善するつもりはない 2.　改善するつもりである（概ね 6 か月以内） 3.　近いうちに（概ね 1 か月以内）改善するつもりであり、少しずつ始めている 4.　すでに改善に取り組んでいる（6 か月未満） 5.　すでに改善に取り組んでいる（6 か月以上）

1-1 初回面接
1-2 継続支援
2 保健指導
3 栄養指導
4 運動指導
5 糖尿病予防と重症化予防

Keyword 9　腰痛

課題❾	座位時間が長い

運動指導者の悩み

パソコン作業など座位時間が長く、腰痛に悩んでいる人がいます。そんな人には、どのようなアドバイスをしたらよいか教えてください。

〈効果的ではない指導〉

- こまめに身体を動かしましょう（指示が曖昧）
- 腰痛体操をされてはいかがでしょう（具体的な説明がない）

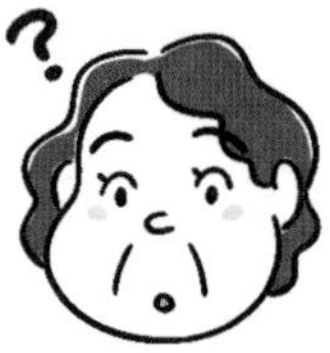

〈対象者の思い〉

- こまめに身体を動かせって、たとえばどんなこと？
- 腰痛体操なんてあるの？　具体的にはどんな体操？

相　談

保「パソコン作業など、座り仕事の多い対象者から、腰が痛い、と言われて……」
坂「腰痛で悩んでいる人、多いよね」
保「そうなんです。こまめに身体を動かしましょう、とか、腰痛体操をしてはいかがでしょう、とか説明はしているんですけど、あまりしっくりされていなくて……」
坂「なるほど」
保「何かよい指導法はありませんか」
坂「まずは、腰痛の原因を考えてみよう」
保「腰痛の原因ですか……」

使えるツール❹　　腰痛体操

解　説

　日本人の 10 人に 1 人が腰痛に悩んでいるといわれていますが、腰痛の 8 割以上が、レントゲンなどの画像検査では、明らかな異常はみられないのです。

　「腰痛診療ガイドライン 2019」によると、肥満に加えて、喫煙や飲酒、運動不足、ストレスや不安などが、腰痛になるリスクを高めるといわれています[54]。

　まずは、腰痛リスクを高めるライフスタイルの改善に取り組みます。腰痛予防としては、運動療法がおすすめです。体幹の筋力を強化する運動やストレッチは、1 日 2 回痛み止めの薬を飲むのと同じ程度の効果で、生活の質（QOL）の改善も期待できます[55]。

　腰痛予防教室などでは、「**ウィリアムス体操**」が**腰痛体操**の一つとして用いられてきました。これは腰にかかる負担を減らすことを目的に開発されたもので、腰を守るコルセットの役割をする腹筋、大殿筋、ハムストリングス、背筋を鍛えるストレッチを行います。

　ただし、椎間板ヘルニアなど基礎疾患がある人は、悪化する可能性がありますので、専門家の指導の下に実施してください。

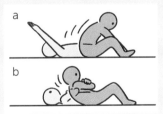

❶　仰向けに寝て、両方の膝を軽く曲げ、ゆっくりと体を起こす。a が難しい人は、b のように胸の前で腕を組み、少し起き上がる

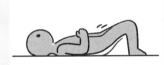

❷　仰向けのまま、お腹の前で両手を組み、お尻に力を入れ、上に持ち上げる。10 回程度行う

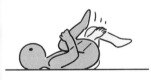

❸　仰向けに寝て、膝が胸につくように曲げ、5 秒キープして元に戻す。背部や腰部の筋肉が伸びているのを意識する。10 回程度行う

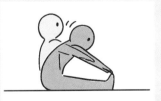

❹　長座位になり、手が足の指先につくまで前屈する

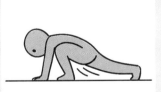

❺　膝をまげて両手を前につき、片足をゆっくり後ろに伸ばす。左右交互に 10 回程度行う

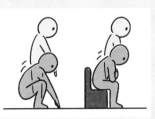

❻　立った状態から、かかとが上がらないようにゆっくりしゃがむ。難しい人は椅子にゆっくり座る。10 回程度行う

■図 4-4　腰痛体操（ウィリアムス体操）

第**5**章

糖尿病予防と
重症化予防

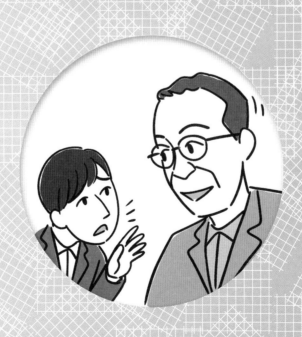

糖尿病予防と重症化予防

　糖尿病の予備軍を糖尿病にしないこと、すでに糖尿病になってしまった人を重症化させないことも私たちの役割です。そのために使える理論を学んでいきます。

保健医療従事者はツライよ……

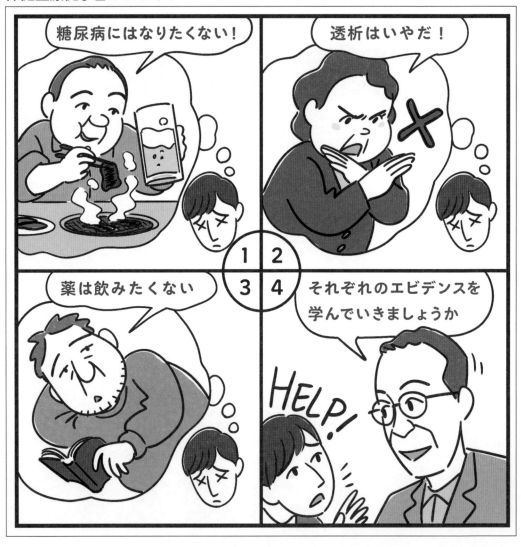

糖尿病予防と重症化予防で役立てる理論とツール

■表 5-1　糖尿病予防と重症化予防に役立つキーワードと理論

	キーワード	課　題	使える理論・ツール
1	糖尿病	糖尿病になりたくない	糖尿病予防のエビデンス
2	透析	透析になりたくない	糖尿病重症化予防プログラム
3	服薬	薬を飲みたくない	服薬アドヒアランス
4	馬耳東風	指導に一切耳を貸さない	カタストロフィー理論
5	with コロナ	with コロナ時代の保健指導に苦慮	COVID-19 重症化予防のエビデンス

1-1 初回面接
1-2 継続支援
2 保健指導
3 栄養指導
4 運動指導
5 糖尿病予防と重症化予防

Keyword 1　糖尿病

課題❶	糖尿病になりたくない

保健医療従事者の悩み

血糖が少し高めの対象者に「糖尿病にならないように、食事や運動に気をつけてください」と指導しているのですが、なかなかうまくいきません。エビデンスに基づいた糖尿病予防の指導ができればと思っています。

〈効果的ではない指導〉
- 糖尿病にならないために、食事や運動に気をつけてください
  （指示が曖昧）

〈対象者の思い〉
- 具体的に何をしたらよいかがわからない

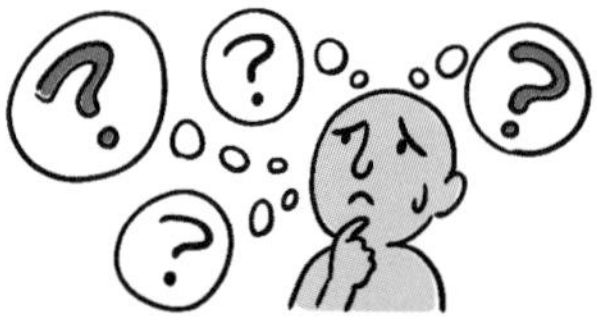

相　談

保「糖尿病予防に向けた保健指導をしているのですが、具体的にはどのように指導したらよいでしょうか？」
坂「今はどんなふうに指導しているの？」
保「糖尿病合併症の話を簡単にして、糖尿病予防のため、食事や運動に気をつけましょう、と説明しているんですけど、対象者はあまり納得されていないようです」
坂「なるほど。エビデンスに基づいて、具体的に指導できるとよいね。日本糖尿病予防プログラム（JDPP）や糖尿病予防のための戦略（J-DOIT1）が参考になると思いますよ」
保「それを教えてください」

Check

- 日本糖尿病予防プログラム（JDPP）　➡ 参考文献 56）参照
- 糖尿病予防のための戦略（J-DOIT1）➡ 参考文献 57）参照

1-1　初回面接

1-2　継続支援

2　保健指導

3　栄養指導

4　運動指導

5　糖尿病予防と重症化予防

使える理論❶	糖尿病予防のエビデンス

解　説

　糖尿病は、何となく怖い病気だと認識はしていても、その予防のために具体的にどんなことをしたらよいのかがわからない人は多いものです。安易に「糖尿病にならないようにしてください」と説明してしまうと、血糖が下がると喧伝されている健康食品に手を出し、それで安心してしまう人も出てきます。

　そこで、糖尿病予防のエビデンスに基づいた保健指導が求められます。

　糖尿病を駅にたとえると、正常駅、予備軍駅、糖尿病駅、合併症駅になります（図5-1）。

　糖尿病の三大合併症は、血糖コントロール不良で起こります。しかし、糖尿病の一歩手前（予備軍駅）から大血管障害のリスクが高まっていることを伝えます。そして、糖尿病予防のための5つのポイントについて説明します（表5-2）。

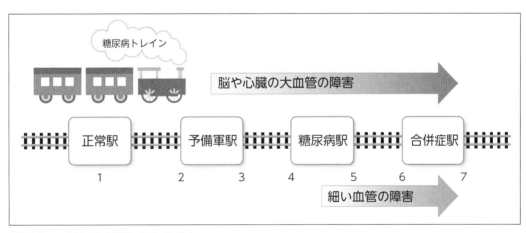

■図 5-1　糖尿病を駅にたとえると……

■表 5-2　糖尿病予防のための5つのポイント

1．朝運動習慣（一日1万歩以上）

2．体重（2 kg減）

3．低脂肪食（25％未満）

4．野菜摂取（1日5皿以上）

5．節酒（日本酒換算1合以下）

具体的に
数値を
伝えましょう

Keyword 2　透析

課題❷	透析になりたくない

保健医療従事者の悩み

　糖尿病の重症化を予防するための指導を始めたのですが、何に焦点を置いて指導したらよいのか迷うことがあります。透析が必要とはなりたくないという人の気持ちに寄り添って、アドバイスをしたいと思っていますが、どのようにするのがよいでしょうか。

〈効果的ではない指導〉
　●合併症を起こさないように頑張りましょう（具体的な提案がない）

〈対象者の思い〉
　●何をどう頑張ればよいのかがわからない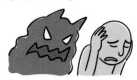

相　談

(保)「先生、糖尿病の重症化予防、特に透析予防のポイントについて教えていただけますか？」

(坂)「そうだね。まず、腎症で言うと、何期なのかを確認しましょう。2期〜4期なら、医療機関で透析予防の指導を受けることができるからね」

(保)「専門的な医療機関を紹介することも方法の一つなんですね」

(坂)「そうだね。次に、血圧・血糖・脂質が、管理目標に到達しているかどうかを確認しよう」

(保)「管理目標の到達度ですね」

(坂)「生活習慣の改善では、減塩・減量（肥満の人）・禁煙がポイントになるんだ。まとまったテキストを使って順に説明するとよいと思うよ」

<table>
<tr><td></td><td></td></tr>
</table>

使えるツール	糖尿病重症化予防プログラム

解　説

　糖尿病重症化予防プログラムの目的は、重症化リスクの高い人に、受診勧奨や保健指導を行い、人工透析への移行を防止することにあります。そのためには、まず重症化リスクの高い人を抽出する必要があります。

　健診データやレセプトデータを活用したハイリスク者の抽出に加えて、医療機関における糖尿病治療中の患者のなかから、生活習慣改善が困難であったり、治療を中断しがちな人を医師が判断することもあります。過去に糖尿病治療歴があり、最近 1 年間に健診受診歴やレセプトにおける糖尿病治療歴がない人も対象となります。

　また、専門的な医療機関では、医師・看護師・管理栄養士による糖尿病透析予防指導が行われています。管理料が算定できるのは、外来通院の糖尿病のある人で、HbA1c が6.5％以上、または内服薬やインスリン製剤を使用しており、糖尿病性腎症第 2 期以上の人です。

■表 5-3　糖尿病重症化予防プログラム

目的	糖尿病重症化予防
抽出	●健診データ、レセプトデータなどを活用 ●生活習慣改善が困難、あるいは治療中断しがちな患者を医師が判断 ●治療中断かつ健診未受診者
方法	●専門的な医療機関への受診勧奨 ●糖尿病透析予防指導（医療機関） ●糖尿病重症化予防プログラムの提供

1-1 初回面接
1-2 継続支援
2 保健指導
3 栄養指導
4 運動指導
5 糖尿病予防と重症化予防

Keyword 3　服薬	
課題❸	**薬を飲みたくない**

保健医療従事者の悩み

　糖尿病薬の副作用を気にして、服薬アドヒアランスが不良な人がいます。そういう人には、どのようなアドバイスをしたらよいでしょうか。教えてください。

〈効果的ではない指導〉

● なるべく薬はきちんと飲みましょう（指示が曖昧）

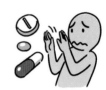

〈対象者の思い〉

● 糖尿病薬の副作用が心配

相　談

⦿「先生、糖尿病薬の飲み忘れが多い人が結構いまして……」

⦿「それは困ったね。何が原因なのかな？」

⦿「単なる飲み忘れや外出時に飲み忘れるという人もいるんですけど……」

⦿「それ以外には？」

⦿「糖尿病薬の副作用を気にして飲まない人もいます」

⦿「なるほど。そういう人、いるよね」

⦿「そうなんです。何か、よい方法はありませんか？」

⦿「そうだね。気になる糖尿病薬の副作用に焦点を当ててアドバイスできるとよいかもしれないね」

<table>
<tr><td>使える理論❷</td><td>服薬アドヒアランス</td></tr>
</table>

解　説

　処方された薬の服薬アドヒアランスが高いと、血糖コントロールが改善したり、心血管リスクが低下したりします。ところが、患者のなかには、糖尿病薬の副作用を気にして、薬を飲まない人もいます。そういう場合には、糖尿病薬の副作用に配慮した療養指導を行うことで、糖尿病薬の服薬アドヒアランスを高めることが期待できます[58-61]。

　たとえば、α–グルコシダーゼ阻害薬は、炭水化物が好きな人に効果が高いのですが、腹部膨満感や放屁など胃腸症状が出やすいことを説明して、炭水化物の重ね食いなどに注意するよう指導することができます。

■表 5-4　糖尿病薬の効果や副作用に配慮した療養指導

糖尿病薬	副作用	アドバイス
α–グルコシダーゼ阻害薬	腹部膨満感、放屁の増加、下痢	●炭水化物の重ね食いに注意
SGLT2 阻害薬	尿路感染症	●脱水に要注意。水分摂取を心がける ●食欲が増加するので空腹感対策を
チアゾリジン薬	浮腫、体重増加	●塩分摂取量に注意。浮腫との関係を説明 ●食欲の変化に注意。刺激統制法などの活用 ●骨折予防（特に女性）
ビグアナイド薬		●ビタミン B_{12} 不足予防に貝類、卵、牛乳を摂取 ●食べすぎを防ぐ ●飲みすぎを防ぐ
イメグリミン	胃腸障害、乳酸アシドーシス	●ミトコンドリア活性化について説明 ●胃腸の調子に注意
DPP–4 阻害薬		●EPA、DHA が豊富な魚を多めに摂る ●野菜の摂取を心がける ●飲みすぎを防ぐ
GLP–1 受容体作動薬	下痢、便秘、吐き気など消化器症状	●バランスのとれた朝食を摂る ●食欲の変化に注意
SU 薬	低血糖	●体重増加に注意 ●間食の増加に注意し、規則的な食事を心がける
グリニド薬		

1-1 初回面接

1-2 継続支援

2 保健指導

3 栄養指導

4 運動指導

5 糖尿病予防と重症化予防

Keyword 4　馬耳東風

課題❹	指導に一切耳を貸さない

保健医療従事者の悩み

　対象者のなかに、保健指導の話に耳を貸さない、いわゆる馬事東風の人がいます。そんな人には、どういうアプローチをしたらよいでしょうか。教えてください。

〈効果的ではない指導〉
- 喫煙は百害あって一利なしですよ。禁煙する気はありませんか？

〈対象者の思い〉
- 耳にタコだ。禁煙できるならとっくにしてるよ

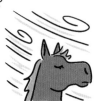

相　談

- 保「先生、保健指導の話に全く耳を貸さない、馬耳東風の人っていますよね。そんな人にはどういうアプローチをしたらよいでしょうか？」
- 坂「そういう人いるよね。でも、そういう人に限って、ある日、突然禁煙したり、減量に成功していたり、生活習慣の改善に真摯に取り組みだしたりするのだけど、普段、聞く耳をもたない人は、きっかけを境に大きく変化する傾向があるよね」
- 保「そうなんですか？　それって何がきっかけになるのでしょうか？」
- 坂「人によるけど、たとえば、近しい人の病気だったり、影響力のある人からの言葉だったり、さまざまなんだ」
- 保「なるほど」
- 坂「その人のきっかけ（トリガー）を探ってみることが大事なんだ」

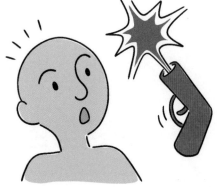

<table>
<tr><td>使える理論❸</td><td>カタストロフィー理論</td></tr>
</table>

解　説

　毎回、禁煙指導をしていても「タバコはストレス解消だ！」「今の仕事を辞めれば禁煙する」などと強い抵抗を示していた人が、ある日突然禁煙していた、という経験が時々あります。

　ある糖尿病患者の話。それまで療養に後ろ向きだったのですが、ある日から、急に自分の療養に真摯に取り組むようになったのです。その理由を尋ねると、きっかけは広島への旅行で、占い師から「あなたは長生きする」と言われたことでした。患者は、「長生きするって言われて……。今まで、私は糖尿病だから長生きできないと思っていて、それであまり真剣に治療に取り組んでいなかったのですが、それを聞いてからちゃんとやらないといけないと思ったのです」とのことでした。

　連続する事象を背景として不連続な事象がときに発生する過程を追求しようとする理論が、カタストロフィー理論です[62]。

　この理論のキーワードは、緊張（Tension）、トリガー（Triggers）、治療（Treatment）です。3つの頭文字を取って「3Ts」とも呼ばれています。

■表 5-5　カタストロフィー理論のキーワード（禁煙の例）

緊張	国レベル　　：未成年者喫煙禁止法／健康増進法／国たばこ税・地方たばこ税／たばこ特別税 地方レベル：受動喫煙防止条例／路上禁煙地区／屋内禁煙／交通機関の喫煙規制／禁煙増進のヘルスプロモーション 個人レベル：家族・知人の病気／周囲からの禁煙のすすめ
トリガー	病気になった／たばこ代がかかる（コスト）／体力が落ちてきた／子どもができた
治療	家の近くに禁煙外来がある／薬局で禁煙支援が受けられる／自治体が禁煙教室を開催している／禁煙アプリを見つけた

Keyword 5　with コロナ

課題❺	with コロナ時代の保健指導に苦慮

保健医療従事者の悩み

「コロナ禍で体重が増えた」という人が対象者に多くいます。コロナ禍をキーワードに上手に保健指導するコツはないのでしょうか。

〈効果的ではない指導〉

● ワクチン接種をして、三密を避けましょう

● 三密を避けて運動してください

〈対象者の思い〉

● ワクチン接種しているし、三密も避けてる……

相　談

㋫「コロナ禍で体重が増えたという人の指導に困っています」

㋒「自粛中に体重が増えたっていう人が多いよね」

㋫「そうなんです。三密を避けて運動してくださいとか説明していますが、あまりしっくりとこないようで……」

㋒「なるほど。そういう場合には新型コロナウイルス感染症（以下、「新型コロナ」）の重症化をキーワードに、保健指導を進めてみるとよいよ」

㋫「新型コロナの重症化をキーワードに？」

㋒「そう。ワクチン接種や三密を避けるなどは新型コロナの感染予防に有効だけど……」

㋫「有効だけど？」

㋒「新型コロナに感染しても、重症化する人もいれば、重症化しない人もいるよね」

㋫「そうですね。どのように保健指導を進めていけばよいのでしょうか」

使える理論❹	COVID-19 重症化予防のエビデンス

1-1 初回面接

1-2 継続支援

2 保健指導

3 栄養指導

4 運動指導

5 糖尿病予防と重症化予防

解　説

コロナ禍において、体重が増える人もいれば、減る人もいます。

36 の観察研究の結果をまとめた報告によると、実際に体重が増えたのは 11.1 ～ 72.4%、減ったのは 7.2 ～ 51.4% でした[63-66]。

また、新型コロナウイルス感染症（COVID–19）が重症化しやすい要因として、変えられない要因（高齢、男性）のほか、病気以外に肥満、喫煙、握力低下や歩行速度低下などの運動不足といったライフスタイルが関係しています。

コロナ過で体重が増加したかどうかを確認し、これらのエビデンスを保健指導において上手に伝えるとよいでしょう。

■表 5-6　新型コロナウイルス感染症の重症化と関係する要因

分類	要因（オッズ比）
修正不能	高齢（1.73 倍）、男性（1.51 倍）
病気	高血圧（2.42 倍）、糖尿病（2.40 倍）、心血管疾患（2.87 倍）、心血管疾患（2.87 倍）、慢性腎疾患（2.97 倍）、脳血管疾患（2.47 倍）、COPD（2.88 倍）、がん（2.60 倍）、慢性肝疾患（1.51 倍）
ライフスタイル	肥満（1.89 倍）、喫煙（1.40 倍）

コロナが明けてから、外食や宴会が増え、体重が増えてきている人もいます。with コロナ時代を意識して、生活習慣改善への意識づけにつなげることができるといいですね。

■引用・参考文献

〈13 ページ〉

1) Parwati NM, Bakta IM, Januraga PP, Wirawan IMA. A Health Belief Model-Based Motivational Interviewing for Medication Adherence and Treatment Success in Pulmonary Tuberculosis Patients. Int J Environ Res Public Health. 2021 Dec 15;18(24):13238. doi: 10.3390/ijerph182413238. PMID: 34948846; PMCID: PMC8701142.

2) Becker MH, Radius SM, Rosenstock IM, Drachman RH, Schuberth KC, Teets KC. Compliance with a medical regimen for asthma: a test of the health belief model. Public Health Rep. 1978 May-Jun;93(3):268-77. PMID: 652949; PMCID: PMC1431906.

3) Franckowiak BA, Glick DF. The Effect of Self-Efficacy on Treatment. J Addict Nurs. 2015 Apr-Jun;26(2):62-70. doi: 10.1097/JAN.0000000000000073. PMID: 26053078.

4) Zare S, Ostovarfar J, Kaveh MH, Vali M. Effectiveness of theory-based diabetes self-care training interventions; a systematic review. Diabetes Metab Syndr. 2020 Jul-Aug;14(4):423-433. doi: 10.1016/j.dsx.2020.04.008. Epub 2020 Apr 15. PMID: 32361532.

〈19 ページ〉

5) Dishman RK, Steinhardt M. Health locus of control predicts free-living, but not supervised, physical activity: a test of exercise-specific control and outcome-expectancy hypotheses. Res Q Exerc Sport. 1990 Dec;61(4):383-94. doi: 10.1080/02701367.1990.10607503. PMID: 2132898.

6) Campos DM, Ferreira DL, Gonçalves GH, Farche ACS, de Oliveira JC, Ansai JH. Effects of aquatic physical exercise on neuropsychological factors in older people: A systematic review. Arch Gerontol Geriatr. 2021 Sep-Oct;96:104435. doi: 10.1016/j.archger.2021.104435. Epub 2021 May 15. PMID: 34030045.

7) Barber M, Pace A. Exercise and Migraine Prevention: a Review of the Literature. Curr Pain Headache Rep. 2020 Jun 11;24(8):39. doi: 10.1007/s11916-020-00868-6. PMID: 32529311.

8) Bicego A, Monseur J, Collinet A, Donneau AF, Fontaine R, Libbrecht D, Malaise N, Nyssen AS, Raaf M, Rousseaux F, Salamun I, Staquet C, Teuwis S, Tomasella M, Faymonville ME, Vanhaudenhuyse A. Complementary treatment comparison for chronic pain management: A randomized longitudinal study. PLoS One. 2021 Aug 6;16(8):e0256001. doi: 10.1371/journal.pone.0256001. PMID: 34358272; PMCID: PMC8345881.

9) Slenker SE, Price JH, O'Connell JK. Health locus of control of joggers and nonexercisers. Percept Mot Skills. 1985 Aug;61(1):323-8. doi: 10.2466/pms.1985.61.1.323. PMID: 4047893.

10) Paul Norman, Paul Bennett, Christopher Smith, Simon Murphy,Health locus of control and leisure-time exercise,Personality and Individual Differences,Volume 23, Issue 5,1997,Pages 769-774,ISSN 0191-8869,

〈27 ページ〉

11) Hong YR, Huo J, Jo A, Cardel M, Mainous AG 3rd. Association of Patient-Provider Teach-Back Communication with Diabetic Outcomes: A Cohort Study. J Am Board Fam Med. 2020;33(6):903-912.

〈31 ページ〉

12) Plotnikoff RC, Brez S, Hotz SB. Exercise behavior in a community sample with diabetes: understanding the determinants of exercise behavioral change. Diabetes Educ. 2000 May-Jun;26(3):450-9. doi: 10.1177/014572170002600312. PMID: 11151292.

〈39 ページ〉

13) Kwasnicka D, Ntoumanis N, Sniehotta FF. Setting performance and learning goals is useful for active and inactive individuals, if goals are personalized and flexible: commentary on Swann et al. (2020). Health Psychol Rev. 2021;15(1):51-55.

14) Locke EA, Latham GP. Building a practically useful theory of goal setting and task motivation. A 35-year odyssey. Am Psychol. 2002;57(9):705-17.

15) Swann C, Rosenbaum S, Lawrence A, Vella SA, McEwan D, Ekkekakis P. Updating goal-setting theory in physical activity promotion: a critical conceptual review. Health Psychol Rev. 2021;15(1):34-50.

〈47 ページ〉

16) ウィリアム・R・ミラー，ステファン・ロルニック，松島義博，後藤恵訳『動機づけ面接法　基礎・実践編』，星和書店，2007.

17) Rollnick, S. et al., 1999, Health Behavior Change: A Guide for Practitioners. New York: Churchill Livingstone.（ステファン ロルニック，クリストファー バトラー，ピップ メイソン，地域医療振興協会公衆衛生委員会 PMPC 研究グループ 翻訳，2001，『健康のための行動変容―保健医療従事者のためのガイド―』，法研）

〈67 ページ〉
18) Ssentongo P, DeLong CG, Ssentongo AE, Pauli EM, Soybel DI. Exhortation to lose weight prior to complex ventral hernia repair: Nudge or noodge? Am J Surg. 2020 Jan;219(1):136-139. doi: 10.1016/j.amjsurg.2019.04.013. Epub 2019 Apr 19. PMID: 31036255.

19) Oliver A, Ubel P. Nudging the obese: a UK-US consideration. Health Econ Policy Law. 2014 Jul;9(3):329-42. doi: 10.1017/S1744133114000103. Epub 2014 Apr 23. PMID: 24759081.

20) Forberger S, Reisch L, Kampfmann T, Zeeb H. Nudging to move: a scoping review of the use of choice architecture interventions to promote physical activity in the general population. Int J Behav Nutr Phys Act. 2019 Sep 3;16(1):77. doi: 10.1186/s12966-019-0844-z. PMID: 31481090; PMCID: PMC6724306.

〈75 ページ〉
21) Ryan DH, Yockey SR. Weight Loss and Improvement in Comorbidity: Differences at 5%, 10%, 15%, and Over. Curr Obes Rep. 2017 Jun;6(2):187-194. doi: 10.1007/s13679-017-0262-y. PMID: 28455679; PMCID: PMC5497590.

〈77 ページ〉
22) Thomas DM, Martin CK, Heymsfield S, Redman LM, Schoeller DA, Levine JA. A simple model predicting individual weight change in humans. J Biol Dyn. 2011;5(6):579–99.

23) Thomas DM, Scioletti M, Heymsfield SB. Predictive Mathematical Models of Weight Loss. Curr Diab Rep. 2019 Aug 31;19(10):93. doi: 10.1007/s11892-019-1207-5. PMID: 31473830.

〈85 ページ〉
24) ガブリエル・エッティンゲン、大田 直子『成功するには ポジティブ思考を捨てなさい 願望を実行計画に変える WOOP の法則』、講談社、2015.

25) Marquardt MK, Oettingen G, Gollwitzer PM, Sheeran P, Liepert J. Mental contrasting with implementation intentions (MCII) improves physical activity and weight loss among stroke survivors over one year. Rehabil Psychol. 2017 Nov;62(4):580-590. doi: 10.1037/rep0000104. PMID: 29265873.

26) Sailer P, Wieber F, Pröpster K, Stoewer S, Nischk D, Volk F, Odenwald M. A brief intervention to improve exercising in patients with schizophrenia: a controlled pilot study with mental contrasting and implementation intentions (MCII). BMC Psychiatry. 2015 Sep 3;15:211. doi: 10.1186/s12888-015-0513-y. PMID: 26335438; PMCID: PMC4557227.

〈99 ページ〉
27) Wiseman R, Watt C, ten Brinke L, Porter S, Couper SL, Rankin C. The eyes don't have it: lie detection and Neuro-Linguistic Programming. PLoS One. 2012;7(7):e40259. doi: 10.1371/journal.pone.0040259. Epub 2012 Jul 11. PMID: 22808128; PMCID: PMC3394779.

〈105 ページ〉
28) Jacobs GD, Pace-Schott EF, Stickgold R, Otto MW. Cognitive behavior therapy and pharmacotherapy for insomnia: a randomized controlled trial and direct comparison. Arch Intern Med. 2004 Sep 27;164(17):1888-96. doi: 10.1001/archinte.164.17.1888. PMID: 15451764.

〈123 ページ〉
29) 禰冨美奈子，他「特定保健指導の枠組みを利用したハイリスク飲酒者に対する職域における集団節酒指導 (S-HAPPY プログラム) の効果」労働科学 2013;89(5): 155-165.

原 俊哉，他「多量飲酒者介入プログラム (HAPPY プログラム) における飲酒目標と飲酒日記の有効性について」日本アルコール・薬物医学会雑誌 2011; 46(3): 347-356.

30) Hara T, Muto T, Yoshimori C, Ishido K, Sunami T, Endo K, Yuzuriha T. [Effectiveness of drinking plan and drinking diary in intervention program (HAPPY program) for heavy drinkers]. Nihon Arukoru

Yakubutsu Igakkai Zasshi. 2011;46(3):347-56.

⟨125 ページ⟩

31) Bray GA, Ryan DH. Evidence-based weight loss interventions: Individualized treatment options to maximize patient outcomes. Diabetes Obes Metab. 2021 Feb;23 Suppl 1:50-62. doi: 10.1111/dom.14200. Epub 2020 Nov 24. PMID: 32969147.

32) Churuangsuk C, Lean MEJ, Combet E. Carbohydrate knowledge, dietary guideline awareness, motivations and beliefs underlying low-carbohydrate dietary behaviours. Sci Rep. 2020 Sep 2;10(1):14423. doi: 10.1038/s41598-020-70905-2. PMID: 32879368; PMCID: PMC7468104.

33) Perticone M, Maio R, Sciacqua A, Suraci E, Pinto A, Pujia R, Zito R, Gigliotti S, Sesti G, Perticone F. Ketogenic Diet-Induced Weight Loss is Associated with an Increase in Vitamin D Levels in Obese Adults. Molecules. 2019 Jul 9;24(13):2499. doi: 10.3390/molecules24132499. PMID: 31323907; PMCID: PMC6651455.

34) Hjorth MF, Astrup A, Zohar Y, Urban LE, Sayer RD, Patterson BW, Herring SJ, Klein S, Zemel BS, Foster GD, Wyatt HR, Hill JO. Personalized nutrition: pretreatment glucose metabolism determines individual long-term weight loss responsiveness in individuals with obesity on low-carbohydrate versus low-fat diet. Int J Obes (Lond). 2019 Oct;43(10):2037-2044. doi: 10.1038/s41366-018-0298-4. Epub 2018 Dec 19. PMID: 30568260; PMCID: PMC6584064.

35) De Luis DA, Izaola O, Primo D, Aller R. A circadian rhythm-related MTNR1B genetic variant (rs10830963) modulate body weight change and insulin resistance after 9 months of a high protein/low carbohydrate vs a standard hypocaloric diet. J Diabetes Complications. 2020 Apr;34(4):107534. doi: 10.1016/j.jdiacomp.2020.107534. Epub 2020 Jan 13. PMID: 32057567.

⟨127 ページ⟩

36) Iwasaki M, Yoshihara A, Sato N, Sato M, Taylor GW, Ansai T, Ono T, Miyazaki H. Maximum bite force at age 70 years predicts all-cause mortality during the following 13 years in Japanese men. J Oral Rehabil. 2016 Aug;43(8):565-74. doi: 10.1111/joor.12401. Epub 2016 Apr 15. PMID: 27084614.

37) Sakata T, Yoshimatsu H, Masaki T, Tsuda K. Anti-obesity actions of mastication driven by histamine neurons in rats. Exp Biol Med (Maywood). 2003 Nov;228(10):1106-10. doi: 10.1177/153537020322801002. PMID: 14610247.

⟨131 ページ⟩

38) Pedersen SD, et al. Portion control plate for weight loss in obese patients with type 2 diabetes mellitus: a controlled clinical trial. Arch Intern Med. 2007;167(12):1277-83.

39) Yamauchi K, Katayama T, Yamauchi T, Kotani K, Tsuzaki K, Takahashi K, Sakane N. Efficacy of a 3-month lifestyle intervention program using a Japanese-style healthy plate on body weight in overweight and obese diabetic Japanese subjects: a randomized controlled trial. Nutr J. 2014 Nov 24;13:108.

⟨139 ページ⟩

40) Karstoft K, Winding K, Knudsen SH, Nielsen JS, Thomsen C, Pedersen BK, Solomon TP. The effects of free-living interval-walking training on glycemic control, body composition, and physical fitness in type 2 diabetic patients: a randomized, controlled trial. Diabetes Care. 2013 Feb;36(2):228-36. doi: 10.2337/dc12-0658. Epub 2012 Sep 21. PMID: 23002086; PMCID: PMC3554285.

41) Karstoft K, Winding K, Knudsen SH, James NG, Scheel MM, Olesen J, Holst JJ, Pedersen BK, Solomon TP. Mechanisms behind the superior effects of interval vs continuous training on glycaemic control in individuals with type 2 diabetes: a randomised controlled trial. Diabetologia. 2014 Oct;57(10):2081-93. doi: 10.1007/s00125-014-3334-5. Epub 2014 Aug 7. PMID: 25099941.

42) Karstoft K, Clark MA, Jakobsen I, Müller IA, Pedersen BK, Solomon TP, Ried-Larsen M. The effects of 2 weeks of interval vs continuous walking training on glycaemic control and whole-body oxidative stress in individuals with type 2 diabetes: a controlled, randomised, crossover trial. Diabetologia. 2017 Mar;60(3):508-517. doi: 10.1007/s00125-016-4170-6. Epub 2016 Dec 9. PMID: 27942800.

43) Valentiner LS, Ried-Larsen M, Karstoft K, Brinkløv CF, Brøns C, Nielsen RO, Christensen R,

Nielsen JS, Vaag AA, Pedersen BK, Langberg H. Long-term effect of smartphone-delivered Interval Walking Training on physical activity in patients with type 2 diabetes: protocol for a parallel group single-blinded randomised controlled trial. BMJ Open. 2017 Apr 7;7(4):e014036. doi: 10.1136/bmjopen-2016-014036. PMID: 28389489; PMCID: PMC5558820.

〈143 ページ〉
44) Master H, Annis J, Huang S, Beckman JA, Ratsimbazafy F, Marginean K, Carroll R, Natarajan K, Harrell FE, Roden DM, Harris P, Brittain EL. Association of step counts over time with the risk of chronic disease in the All of Us Research Program. Nat Med. 2022 Oct 10. doi: 10.1038/s41591-022-02012-w. Epub ahead of print. PMID: 36216933.

45) Tayler WB, LeCheminant JD, Price J, Tadje CP. The Effect of Wearable Activity Monitor Presence on Step Counts. Am J Health Behav. 2022 Sep 1;46(4):347-357. doi: 10.5993/AJHB.46.4.1. PMID: 36109862.

46) Aoyagi Y, Shephard RJ. Habitual physical activity and health in the elderly: the Nakanojo Study. Geriatr Gerontol Int. 2010 Jul;10 Suppl 1:S236-43. doi: 10.1111/j.1447-0594.2010.00589.x. PMID: 20590838.

〈145 ページ〉
47) Patterson R, McNamara E, Tainio M, de Sá TH, Smith AD, Sharp SJ, Edwards P, Woodcock J, Brage S, Wijndaele K. Sedentary behaviour and risk of all-cause, cardiovascular and cancer mortality, and incident type 2 diabetes: a systematic review and dose response meta-analysis. Eur J Epidemiol. 2018 Sep;33(9):811-829. doi: 10.1007/s10654-018-0380-1. Epub 2018 Mar 28. PMID: 29589226; PMCID: PMC6133005.

〈147 ページ〉
48) Schmidt WD, et al. Effects of long versus short bout exercise on fitness and weight loss in overweight females. J Am Coll Nutr. 2001;20(5):494-501.

49) Jakicic JM, et al. Prescribing exercise in multiple short bouts versus one continuous bout: effects on adherence, cardiorespiratory fitness, and weight loss in overweight women. Int J Obes Relat Metab Disord. 1995;19(12):893-901.

50) Kim H, et al. Effects of Accumulated Short Bouts of Exercise on Weight and Obesity Indices in Adults: A Meta-Analysis. Am J Health Promot. 2020;34(1):96-104.

〈149 ページ〉
51) Cornelissen VA, Fagard RH, Coeckelberghs E, Vanhees L. Impact of resistance training on blood pressure and other cardiovascular risk factors: a meta-analysis of randomized, controlled trials. Hypertension. 2011 Nov;58(5):950-8. doi: 10.1161/HYPERTENSIONAHA.111.177071. Epub 2011 Sep 6. PMID: 21896934.

52) Javidi M, Ahmadizad S, Argani H, Najafi A, Ebrahim K, Salehi N, Javidi Y, Pescatello LS, Jowhari A, Hackett DA. Effect of Lower- versus Higher-Intensity Isometric Handgrip Training in Adults with Hypertension: A Randomized Controlled Trial. J Cardiovasc Dev Dis. 2022 Aug 30;9(9):287. doi: 10.3390/jcdd9090287. PMID: 36135432; PMCID: PMC9500826.

〈153 ページ〉
53) 川上 諒子，宮地 元彦．「特定健診・保健指導の標準的な質問票を用いた身体活動評価の妥当性」日本公衆衛生雑誌 57 巻 10 号：891-899, 2010.

〈155 ページ〉
54) Biswas A, Oh PI, Faulkner GE, Bajaj RR, Silver MA, Mitchell MS, Alter DA. Sedentary time and its association with risk for disease incidence, mortality, and hospitalization in adults: a systematic review and meta-analysis. Ann Intern Med. 2015 Jan 20;162(2):123-32. doi: 10.7326/M14-1651. Erratum in: Ann Intern Med. 2015 Sep 1;163(5):400. PMID: 25599350.

55) Shirado O, Doi T, Akai M, Hoshino Y, Fujino K, Hayashi K, Marui E, Iwaya T; Japan Low back-pain Exercise Therapy Study; Investigators Japanese Orthopaedic Association; Japanese Society for

Musculoskeletal Rehabilitation; Japanese Clinical Orthopaedic Association. Multicenter randomized controlled trial to evaluate the effect of home-based exercise on patients with chronic low back pain: the Japan low back pain exercise therapy study. Spine (Phila Pa 1976). 2010 Aug 1;35(17):E811-9. doi: 10.1097/BRS.0b013e3181d7a4d2. PMID: 20628332.

〈160 ページ〉

56) Sakane N, Sato J, Tsushita K, Tsujii S, Kotani K, Tsuzaki K, Tominaga M, Kawazu S, Sato Y, Usui T, Kamae I, Yoshida T, Kiyohara Y, Sato S, Kuzuya H; Japan Diabetes Prevention Program (JDPP) Research Group. Prevention of type 2 diabetes in a primary healthcare setting: three-year results of lifestyle intervention in Japanese subjects with impaired glucose tolerance. BMC Public Health. 2011 Jan 17;11(1):40. doi: 10.1186/1471-2458-11-40. PMID: 21235825; PMCID: PMC3037863.
Sakane N. Diabetes prevention in the real world: Insights from the JDPP and J-DOIT1. J Gen Fam Med. 2017 Oct 9;18(6):325-330. doi: 10.1002/jgf2.85. PMID: 29264060; PMCID: PMC5729318.

57) Sakane N, Kotani K, Suganuma A, Takahashi K, Sato J, Suzuki S, Izumi K, Kato M, Noda M, Nirengi S, Kuzuya H. Effects of obesity, metabolic syndrome, and non-alcoholic or alcoholic elevated liver enzymes on incidence of diabetes following lifestyle intervention: A subanalysis of the J-DOIT1. J Occup Health. 2020 Jan;62(1):e12109. doi: 10.1002/1348-9585.12109. PMID: 32515888; PMCID: PMC6971425.
Sakane N, Kotani K, Suganuma A, Takahashi K, Sato J, Suzuki S, Izumi K, Kato M, Noda M, Nirengi S, Kuzuya H. Effects of obesity, metabolic syndrome, and non-alcoholic or alcoholic elevated liver enzymes on incidence of diabetes following lifestyle intervention: A subanalysis of the J-DOIT1. J Occup Health. 2020 Jan;62(1):e12109. doi: 10.1002/1348-9585.12109. PMID: 32515888; PMCID: PMC6971425.

〈165 ページ〉

58) Seino Y, et al. Incretin-based drugs for type 2 diabetes: Focus on East Asian perspectives. J Diabetes Investig. 2016;7 Suppl 1(Suppl 1):102-9.

59) Kinaan M, et al. Metformin: An Old Drug for the Treatment of Diabetes but a New Drug for the Protection of the Endothelium. Med Princ Pract. 2015;24(5):401-15.

60) Amadi JA, et al. Potentiation of incretin hormones and modulation of metabolic enzymes as possible mechanisms behind the insulin sensitizing effects of cabbage-metformin treatment. Transl Res. 2021;230:44-54.

61) Yang CC, et al. Prognosis of alcohol-associated lactic acidosis in critically ill patients: an 8-year study. Sci Rep. 2016;6:35368.

〈167 ページ〉

62) West R, Sohal T. "Catastrophic" pathways to smoking cessation: findings from national survey. BMJ. 2006 Feb 25;332(7539):458-60. doi: 10.1136/bmj.38723.573866.AE. Epub 2006 Jan 27. PMID: 16443610; PMCID: PMC1382540.

〈169 ページ〉

63) Bakaloudi DR, Barazzoni R, Bischoff SC, Breda J, Wickramasinghe K, Chourdakis M. Impact of the first COVID-19 lockdown on body weight: A combined systematic review and a meta-analysis. Clin Nutr. 2021:S0261-5614(21)00207-7.

64) Li X, Zhong X, Wang Y, Zeng X, Luo T, Liu Q. Clinical determinants of the severity of COVID-19: A systematic review and meta-analysis. PLoS One. 2021;16(5):e0250602.

65) Kara Ö, Kara M, Akın ME, Özçakar L. Grip strength as a predictor of disease severity in hospitalized COVID-19 patients. Heart Lung. 2021;50(6):743-747.

66) Yates T, Razieh C, Zaccardi F, Rowlands AV, Seidu S, Davies MJ, Khunti K. Obesity, walking pace and risk of severe COVID-19 and mortality: analysis of UK Biobank. Int J Obes (Lond). 2021;45(5):1155-1159.

おわりに

　本書を読み終えて、いかがだったでしょうか。自分自身の保健指導の課題やその課題を解決するキーワードは見つかったでしょうか。

　2008（平成 20）年度から始まった特定健診・特定保健指導は、2024（令和 6）年度から第 4 期を迎えます。これまでは制度や体制などのスクラクチャー評価や保健指導実施率、終了率などのプロセス評価が重視されてきました。しかし、今度の第 4 期では「体重 2 kg 減」などのアウトカム評価が取り入れられます。つまり、これからは、保健指導の結果が求められてくることになります。

　本書は、特定保健指導が開始するのに合わせて、対象者の話を聞くだけで終わる保健指導から脱却するための質問力を磨くことを目標とした「質問力でみがく保健指導 ― 特定健診・特定保健指導従事者必携」（2008 年）、対象者の理解や納得度を高めるために編集した「説明力で差がつく保健指導」（2011 年）、対象者からの質問に対して自信をもってもらうために執筆した「クイズでわかる保健指導のエビデンス 50」（2013 年）に続く、保健指導教本の第 4 弾です。

　私は、保健指導の研修会ではなるべく、難しい理論は紹介せずに、実際の保健指導の例をデモンストレーションしています。なぜなら、理論やキーワードの名前だけを覚えただけでは、なんとなくわかった気にはなりますが、実際の保健指導では使えないことが多いからです。本書では、私自身が保健指導のなかで実際に用いている理論を具体的に紹介しています。本書で学んだ理論やキーワードを保健指導や栄養指導の現場で使っていただくと、新しい発見があるかと思います。

　2023 年 6 月

坂根 直樹

■著者略歴

坂根直樹（さかね・なおき）

独立行政法人国立病院機構京都医療センター臨床研究センター予防医学研究室　室長

京都医療センター臨床研究センターの予防医学研究室では、糖尿病予防や糖尿病の個別化医療の研究に取り組んでいる。糖尿病センターでは1型糖尿病専門外来を担当している。また、睡眠専門クリニックでは睡眠時無呼吸に対するCPAP（シーパップ）外来を、整形外科専門クリニックでは肥満外来を担当している。予防医学研究室のモットーは、「楽しくてためになる」でNHKの「きょうの健康」や「ガッテン！」にも出演歴があり、全国で楽しくてためになる保健医療従事者向けの研修や講演活動を展開している。

保健指導・栄養指導に役立つ

キーワードと理論で磨く伝える力

2023年 7月25日　発行

著　者　坂根直樹
発行者　荘村明彦
発行所　中央法規出版株式会社
〒110-0016
東京都台東区台東 3-29-1 中央法規ビル
TEL 03-6387-3196
https://www.chuohoki.co.jp/

印刷・製本　新津印刷株式会社
装幀デザイン　Isshiki　早川郁夫
本文・DTP　青野徹
装幀・本文イラスト　小松聖二

ISBN978-4-8058-8912-1